NERVENSYSTEM

VORKLINIK

Band 1

ISBN 3-929915-17-0

Karl Heinz Herzog
Karolinenstr. 38
90 763 Fürth/Bay.
Fax: 0911/ 77 67 94

Uff - oder der erlöste Aufschrei der gequälten Seele.

So oder so ähnlich lassen sich die letzten Wochen in Worte fassen. So viele Korrekturen hat mir unsere inniggeliebte Autorin noch nie abverlangt. Insgesamt haben wir diesmal 10 Korrekturdurchgänge gehabt - 4 Druckfertige Bände wurden verworfen und sind im Papierkorb gelandet. Was Sie selbst bemerken werden, dieser Band ist so umfangreich wie unsere üblichen „hunderter Fragen", und trotzdem sind es nur 80 Fragen. Ich weiß selbst nicht, ob es am Stoff liegt, oder ob sich unsere Frau Doktor zunehmend auf Ihr Lehrbuch (*hoffentlich Ende 96!!*) einschießt, jedenfalls werden die Bücher immer umfangreicher. Ich tue zwar mein möglichstes, die Seitenflut einzudämmen, aber durch unseren Satzspiegel (*Jede Frage steht auf einer Extraseite*) habe ich die Wahl, alles auf eine Seite zu packen - oder ich habe drei Seiten lang Platz den Stoff entsprechend der Zusammenhänge zu gliedern.
Leider sieht es aber mittlerweile so aus, daß sich die wenigsten Fragen auf einer Seite beantworten lassen. Ob das alleine an unserer vielgeliebten Autorin liegt, ließe sich nur durch die Neuauflage der alten Titel überprüfen - wenn die auch dicker ausfällt, liegt's sicher daran. Allerdings - das muß man sagen - die fachliche Kompetenz und Vermittlung des Lehrstoffes wird, wenn ich mir unsere ersten Bände ansehe, ja auch immer besser.
Na, ich bin heute schon gespannt, wie das Lehrbuch ausfällt. Nachdem wir mit dem Nervensystem Vorklinik unser Pflicht soweit absolviert haben, macht sich Frau Dr. Rommelfanger über den ersten Band der Psychotherapeutenfragen (*erstmal 1 bis 2 Bände*) her, um sich dann des Lehrbuchs anzunehmen. Weitere Bände unserer Amtsarztfragen werden sporadisch erscheinen, ohne, daß ich mich da auf einen Erscheinungstermin festlegen lasse. Sie sehen also, die Dinge kommen in Bewegung.

In Bewegung sind wir auch durch den durchschlagenden Erfolg unseres ersten Check-Buches. Aus diesem Grund bin ich, wenn Sie das lesen schon mitten im zweiten Band, der dann endlich auch seine richtige Nummerierung (2/96) erhält. Also, nicht verzagen, wir kümmern uns um Sie.

Damit nun nicht ausgerechnet das Vorwort am Seitenzuwachs schuld ist, überlasse ich Ihnen nun das Feld - wir hören dann evtl. im Anhang noch voneinander (*liegt am Seitenspiegel - hab' Ich Platz, hab' ich keinen Platz?*).

P. Rommelfanger

K.H. Herzog

Therapie, Therapiehinweise, Tips für die Praxis.

schlechte Prognose

gute Prognose

☞ Hinweise, Tips oder auch wichtiges für die Prüfung was nirgendwo steht aber schon nützlich war.

➡ Wiederum Hinweise (*Sie sehen, das taucht öfter auf*), diesmal eher technische Hinweise, Querverweise auf andere Themen oder Fragen, bzw. auch ... daraus folgt, ... das führt zu ...

Obacht, aufgepaßt!!

Komplikationen, auch **ACHTUNG!** oder Vorzeichen für ernstere Zwischenfälle.

● ○ Aufzählungen, wichtige Punkte (die z. T. auch schon wörtlich so gefordert wurden!)

● ⊙ ebenfalls Aufzählungen, aber thematisch untergeordnet (im Sinne der Frage)

Beschwerden des Patienten, Anamnese.

Untersuchungsbefund ☞ Handwerk!!

Ätiologie, Krankheitsursache oder einfacher "...woher kommt das wohl?"

Labor; Befunde.

klinische Erscheinungen.

bei diesem Symbol sollte Ihnen ein Licht aufgehen.
Meist handelt es sich um pathophysiologische Fakten.

hier sollten Sie nachsehen bei ...

ganz besonders wichtig für Sie: **BEHANDLUNGSVERBOT !!**

§§ das gehört ebenfalls zur **... GESETZESKUNDE !!**

Zu guter letzt noch ein ➡ für den Index, der auch zum Lernen gedacht ist. Die fetten Zahlen sind Fragen, in denen das Stichwort verlangt wird, normal gedruckte Zahlen verweisen auf einen Kommentar.

Während meiner bisherigen Tätigkeit in der Heilpraktikerausbildung habe ich festgestellt, daß es, wenn es um das Nervensystem geht, zwei Gruppen von Menschen gibt:

- *die Einen sehen dieses Stoffkapitel als den schlimmsten Angstgegner an, den man in seiner Ausbildung konfrontieren muß, und für*
- *die Anderen bleibt der Stoff ewig ein Buch mit sieben Siegeln.*

Um endlich auch einmal eine dritte Gruppe zu kreieren, nämlich eine, die weiß, daß das Nervensystem das anatomische Korrelat aller Regulationstherapien ist, (und damit Ihr Handwerkszeug darstellt) folgt hier eine kurze Einführung über die wichtigsten Punke, die Schüler immer wieder zur Verzweiflung bringen.

Am einfachsten ist es, wenn wir die intrauterine Entwicklung des Nervensystems betrachten; daraus kann man sich viel ableiten.

Das Nervensystem ist aus dem **EKTODERM** entstanden. Das Ektoderm ist eines der 3 Keimblätter und bringt das

- Nervensystem und die
- Haut hervor.

Entlang der hinteren Medianlinie bilden sich sehr früh in der embryologischen Entwicklung (*18. Tag*) zwei parallele Längsfalten. Diese Falten heißen

- **NEURALFALTEN**

und stellen die **VORLÄUFER DES RÜCKENMARKS** dar.

Die zwei Falten wachsen in die Höhe, neigen sich zueinander und verschmelzen zu einem Rohr, dem

➠ **NEURALROHR**.

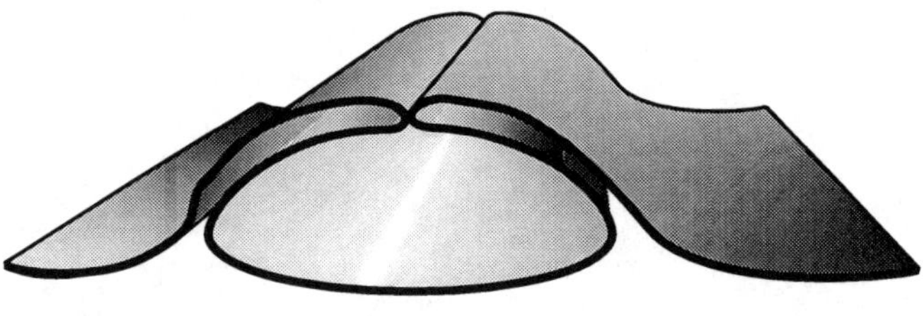

Das Ganze sieht also dem späteren Rückenmark immer ähnlicher. Der Hohlraum in der Mitte bleibt zeitlebens erhalten; er ist der **ZENTRALKANAL** des Rückenmarks, in dem **LIQUOR** fließt.

Die Zellen, die das Neuralrohr bilden, müssen sich jetzt natürlich vermehren.

① Sie schaffen Verbindungen zu den primitiven **MUSKELN**.

Wenn sich diese Muskeln zu einem späteren Zeitpunkt in der intrauterinen Entwicklung **VERLAGERN**, nehmen sie ihre Nervenverbindungen natürlich mit.

- Z. B. entsteht das Zwerchfell in Höhe C_3 und wandert erst später nach unten; der Nervus phrenicus wird daher sehr lang.
- Die Extremitätenanlagen liegen ebenfalls an einer anderen Stelle: die Arme entstehen im Halsbereich, die Beine mehr kaudal und vorne.

Deshalb kommt es später zu „Nervenverwicklungen“, wenn die Extremitäten an die richtige Stelle wandern.

Dieses Durcheinander von Nervenleitungen nennt man

➠ **PLEXUS**

☞ *So entsteht z. B. der **PLEXUS BRACHIALIS** und der **PLEXUS LUMBALIS**.*

② Manchen Zellen gefällt es offensichtlich nicht im Rückenmark; sie wandern aus und können sich in der Peripherie vermehren. Daraus entstehen die

- **PARAVERTEBRALEN** und die
- **PRÄVERTEBRALEN GANGLIEN**, sowie die
- **PARAGANGLIEN**, wie z. B. das Nebennierenmark.

Jedes Ganglion ist aber immer noch mit seinem „Ursprung“ im Rückenmark durch **NERVENFASERN** verbunden.

③ Die Zellen, die in der Rückenmarksanlage verbleiben, vermehren sich natürlich auch - nur leider nicht gleichmäßig.
Bei einer gleichmäßigen Vermehrung würde man einen kreisförmige Querschnitt der Nervenzellen erwarten. Um das Leben und Ihnen das Lernen interessanter zu gestalten, entsteht

- **VORNE UNTEN** (*ventral*) eine wachstumsintensive Zone, in der
- **MITTE** und im
- hinteren, **DORSALEN BEREICH**.

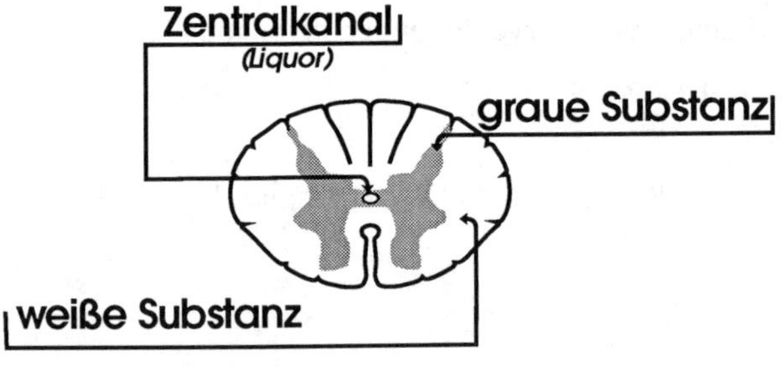

Das Rückenmark ist also jetzt im Querschnitt nicht mehr kreisförmig rund, sondern hat einen schmetterlingsförmigen Querschnitt.

Diese Anordnung wird beibehalten; da die Nervenzellen grau sind, haben Sie gelernt, daß die graue Substanz des Rückenmarks ein

- **VORDERHORN**, ein
- **SEITENHORN** und ein
- **HINTERHORN** aufweist.

Das ● **VORDERHORN** übernimmt ➠ **MOTORISCHE** Aufgaben,
das ● **SEITENHORN** übernimmt ➠ **VEGETATIVE** Aufgaben,
das ● **HINTERHORN** übernimmt ➠ **SENSORISCHE** Aufgaben.

☺ Diese Aufteilung zieht sich noch bis zum Zwischenhirn durch.

■ Zellen des **MOTORISCHEN VORDERHORNS** heißen auch **α-MOTONEURONE**; sie haben Verbindungen zu den **SKELETTMUSKELN**;

- ➠ der **NERVENZELLKÖRPER** sitzt im **VORDERHORN**,
- ➠ der **NEURIT**, der Nervenzellfortsatz hat Kontakt zu quergestreiften **SKELETT-MUSKELFASERN**.

Eine Nerven-Kontaktstelle heißt Synapse; diese spezielle Kontaktstelle zum Skelettmuskel heißt **MOTORISCHE ENDPLATTE**.

Der Überträgerstoff ist hier das **ACETYLCHOLIN**.

■ Zellen des **SEITENHORNS** haben sowohl Verbindungen

↰ **nach** außen (*efferent*) zu den **GLATTEN MUSKELN** und **DRÜSEN**,

als auch Verbindungen

↳ **von** außen (*afferent*).

- ○ Die efferenten Nervenfasern des Seitenhorns verlassen das Rückenmark zusammen mit den Fasern der motorischen Vorderhornzellen (*Vorderwurzel*),
- ● die afferenten Fasern kommen über die Hinterwurzel ins Rückenmark.

■ Von den Zellen des **HINTERHORNS** haben wiederum einige das eigentliche Rückenmark verlassen und sich knapp neben dem Rückenmark, aber noch innerhalb des Canalis vertebralis angesiedelt.

Sie bilden segmental je ein **GANGLION**, das

➠ **SPINALGANGLION**.

Zellen des Spinalganglions haben einen

- **LANGEN DENDRITEN**, der in der Peripherie die Sinnesreize aufnimmt, und einen
- Neuriten, der die Information ins Rückenmark weiterleitet.

Das Hinterhorn oder die nächsten Schaltstellen verarbeiten die Information dann weiter.

Die Neuriten der aus- und eingehenden Informationen (*die efferenten und die afferenten Nervenfasern*) treten also in Höhe der Vorderhörner und der Hinterhörner aus dem Rückenmark aus; sie heißen

- **WURZELFASERN**.
  - Die **HINTEREN** Wurzelfasern sind **AFFERENT** (*sensibel*),
  - die **VORDEREN** Wurzelfasern sind **EFFERENT**.

Viele Wurzelfasern werden zum **SPINALNERVEN** zusammengefaßt.

Der Spinalnerv verläßt die Wirbelsäule durch das **FORAMEN INTERVERTEBRALE**.

Ein **SPINALNERV** hat 5 Äste: einen

① **RAMUS DORSALIS**, der die autochtone Rückenmuskulatur und die entsprechenden Hautsegmente versorgt, einen

② **RAMUS VENTRALIS**, der die Bauchwand und die Extremitäten versorgt, einen

③ **RAMUS MENINGEUS** (*oder Ramus spinalis*), der zurück durch das Foramen intervertebrale läuft und sensibel die Dura versorgt und

2 Verbindungsäste zum vegetativen Nervensystem. Der

④ **RAMUS COMMUNICANS ALBUS** ist efferent, d. h. er bringt Informationen zu den Ganglien des vegetativen Nervensystems, der

⑤ **RAMUS COMMUNICANS GRISEUS** ist afferent, d. h. er leitet z. B. die Information „Bauchweh" ans ZNS weiter.

Um die graue Substanz herum liegt im Rückenmark,

➠ die **WEISSE SUBSTANZ**: die **LEITUNGSBAHNEN**, die Axone (*Neuriten*), mit ihren Hüllzellen.

Man unterscheidet einen

- **VORDERSTRANG**, einen
- **SEITENSTRANG** und einen
- **HINTERSTRANG**.

- Der Vorder- und der Seitenstrang wird oft zum **VORDERSEITENSTRANG** zusammengefaßt. Hier laufen z. B. die
  - **PYRAMIDENBAHN** (*Tractus pyramidalis oder Tractus corticospinalis*), die
  - **EXTRAPYRAMIDALBAHN** (*Tractus rubrospinalis*) oder auch die
  - **KLEINHIRNBAHN** (*Tractus vestibulospinalis*).

- Die **HINTERSTRÄNGE** leiten in der Hauptsache die **OBERFLÄCHENSENSIBILITÄT** weiter.

  Sie sind **SOMATOTOP GEGLIEDERT**, d. h. die Nervenfasern entsprechen der anatomischen Ordnung: die sensorischen Fasern des Beins liegen am weitesten medial, die Afferenzen des Arms am weitesten lateral.

💡 Das Rückenmark ist im Alter von 4 Jahren ausgewachsen; beim Erwachsenen liegt das untere Ende des Rückenmarks ungefähr auf Höhe **TH_{12}**.

Die **GEHIRNENTWICKLUNG** läuft im Prinzip genauso ab:

aus dem anfänglichen Schlauch, dem **NEURALROHR,** entstehen **HIRNBLÄSCHEN**.

Sie sind nichts anderes als Aufblähungen des Neuralrohrs.

☞ Aus dem Zentralkanal werden die **LIQUORRÄUME**.

Die Gliederungen des Gehirns sind von Autor zu Autor unterschiedlich; man unterscheidet jedoch zweckdienlich 2 funktionelle Gehirnteile:

❶ den **HIRNSTAMM**

❷ das **VORDERHIRN**.

① Der Hirnstamm

❶ Zum **HIRNSTAMM** gehört

ⓐ die **MEDULLA OBLONGATA,**

ⓑ das **RAUTENHIRN** und

ⓒ das **MITTELHIRN**.

ⓐ Die **MEDULLA OBLONGATA** sieht im Querschnitt dem Rückenmark sehr ähnlich: die graue Substanz innen, die weiße Substanz außendrum. Die graue Substanz hat auch noch in etwa einen schmetterlingsähnlichen Querschnitt.

💡 Ventral, also Richtung Schädelbasis liegen die motorischen Kerne, seitlich die vegetativen Kerngebiete und oben liegen die sensorischen Kerne.

ⓑ Das **RAUTENHIRN** enthält den **4. VENTRIKEL**. Hier haben sich die beiden Neuralwülste nicht so geschlossen, wie im übrigen Teil des ZNS: die beiden Neuralwülste sind im Prinzip nur durch eine dünne Membran oben verbunden. Dadurch liegen die motorischen Kerne zwar nach wie vor in der Mitte (*ventral*), die vegetativen und sensiblen Kerne aber mehr seitlich.

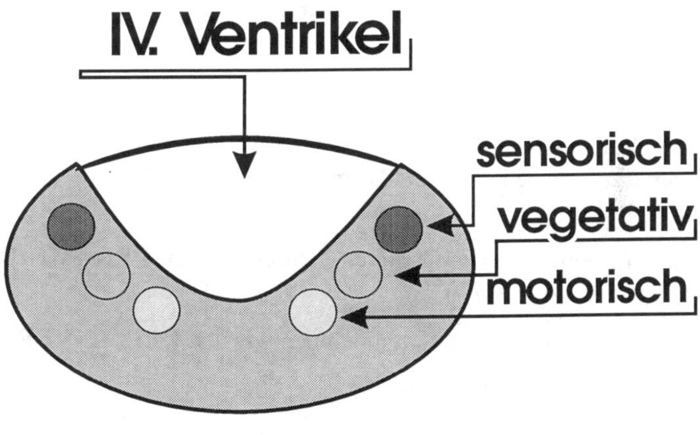

Unterschiede zum Rückenmark:

① die austretenden Nerven heißen jetzt **HIRNNERVEN**.

② Im Rückenmark kann man auf jedem beliebigen Querschnitt z. B. die Vorderhörner sehen, d. h. die Zellen der Vorderhörner ziehen als **ZELLSÄULE** durch das gesamte Rückenmark. Im Hirnstamm sind die Kerngebiete nicht mehr zusammenhängend, sondern aufgeteilt. Deshalb kann man von dem „Kern" des Vagus oder vom „Akzessoriuskern" sprechen.

☞ **MOTORISCHE NERVEN** verlassen das Gehirn immer **VENTRAL** (*im Kopfbereich lautet der richtige Ausdruck jetzt* ***ROSTRAL***),

☞ **SENSIBLE NERVEN** führen **SEITLICH** ins Gehirn.

③ Es kommen **WEITERE KERNE** (*als Umschaltstationen*) und **BAHNEN** von höheren Zentren dazu; diese Kerne und Bahnen sitzen **AUSSEN**.

- Als Beispiel für eine Bahn von höheren Zentren mag die **PYRAMIDENBAHN** dienen (*vom Gyrus präcentralis*),
- als Beispiel für einen weiteren Kern nehmen wir den **OLIVENKERN** (*hat was mit dem Hören zu tun*).

☼ Im Hirnstamm sitzen aber noch etliche Zellen, die nicht so dicht gepackt sind, daß man sie als Ganglien oder Kerne bezeichnen könnte: man bezeichnet sie als **ZENTREN**.

Es sind Zentren, die **VEGETATIVE VORGÄNGE** steuern:

- Kreislaufzentrum,
- Atemzentrum,
- Nieszentrum,
- Saug- und Schluckzentrum,
- Hustenzentrum etc.
- Auch Kaureflexe sind im Hirnstamm gespeichert.

☼ Schmatz- und Saugbewegungen im Schlaf sind z. B. Äußerungen des Hirnstamms, der jetzt nicht mehr unter der Kontrolle der kortikalen Zentren steht.

☼ Wenn alle oberen Hirnteile funktionsunfähig sind, nur der Hirnstamm intakt ist, kann der Mensch (*vegetativ*) überleben.

Im Bereich des 4. Ventrikels findet man Zellen, die **EXTREM VIELE AFFERENZEN** aus allen Teilen des Körpers erhalten, besonders aus den **MUSKELN**, **GELENKEN** und **SEHNEN**.

Da sie afferent, also sensorisch sind, liegen sie hinten, bzw. außen seitlich. Diese Zellen haben sich gewaltig vermehrt und sich auch nach medial, über den 4. Ventrikel drübergestülpt. Sie sind so gewaltig angewachsen, daß sie ein eigenes Kommisurensystem brauchten, das die rechte und die linke Hälfte dieses Zellareals verbindet.

☞ Es handelt sich um das **KLEINHIRN** mit der **PONS** (*Brücke*) als Kommisurensystem.

- Das Kleinhirn hat als Hauptaufgabe die Koordination der **STÜTZ- UND HALTEMOTORIK**, es sorgt also dafür, daß die **STATIK** gewährleistet ist. Da Körperbewegungen (*freiwilliger und unfreiwilliger Natur*) mitunter sehr schnell nötig sein können, verfügt das Kleinhirn über die schnellsten Nervenbahnen im Körper.

☼ Die Kleinhirnbahnen verlaufen **UNGEKREUZT** (*ipsilateral*).

© Das **MITTELHIRN** enthält die **4-HÜGELPLATTE**, die **LAMINA TECTI**.
Die Lamina tecti ist **AFFERENT**; die

- **oberen** 2 Hügel sind für die ➠ **OPTO-MOTORISCHEN** Reflexe verantwortlich, die
- **unteren** 2 Hügel sind für die ➠ **AKUSTO-MOTORISCHEN** Reflexe verantwortlich.

💡 Unter **OPTO-MOTORISCHEN** Reflexen versteht man z. B. den reflektorischen **AUGENSCHLUSS**, wenn man einen Gegenstand auf das Auge direkt zukommen sieht oder auch die **PUPILLENREAKTIONEN**;

💡 unter einem akusto-motorischen Reflex versteht man eine **REFLEKTORISCHE HINWENDUNG** zu einem akustischen Reiz (*Beispiel: wenn Ihr Hintermann während des Unterrichts schwätzt, stört das Ihre Aufmerksamkeit gewaltig; Sie müssen ständig den Reflex, nach hinten zu sehen und sich ins Gespräch einzuklinken, unterdrücken*).

Wer hat's kapiert?

Da die Lamina tecti in ihrer Hauptaufgabe **SENSORISCH** ist, liegt sie.......

rostral (*vorne*) oder hinten?

☞ Sie liegt **HINTEN**, auf der gleichen Seite wie das Kleinhirn.

Im Mittelhirn liegen ebenfalls **VEGETATIVE ZENTREN**, die z. T. diejenigen Zentren steuern, die im Rautenhirn oder in der Medulla oblongata liegen.

Hier ist auch die sog. **FORMATIO RETICULARIS** am ausgeprägtesten:
es handelt sich um „locker angeordnete" Zellen (*reticulum = Netz*).

- Sie steuert Reizantworten,
- kann die sog. Weckreaktion auslösen und
- ist an der Schmerzbahn beteiligt.

Unter der Weckreaktion (alerting reaction) versteht man die Tatsache, daß man das Erwachen aus dem Schlaf von bestimmten Reizen abhängig machen kann: z. B. kann eine Mutter bei der kleinsten Lautäußerung ihres Babys, das im Nebenzimmer liegt, sofort hellwach werden, während der laute LKW, der vor dem Fenster vorbeirumpelt, sie ruhig weiterschlafen läßt.

Als zusätzliche Kerne liegen hier, im Mittelhirn, Kerne, die zu den **EXTRAPYRAMIDALBEWEGUNGEN** gehören: z. B. der

- **NUCLEUS RUBER** und die
- **SUBSTANTIA NIGRA**.

Zusätzliche Bahnen gibt's hier natürlich auch en masse: z. B. die

- **HIRNSCHENKEL** (Bahnen, die ein Teil der Pyramidenbahn darstellen und vom Gyrus präzentralis Richtung Rückenmark ziehen) oder auch die
- sensorischen, aufsteigenden Bahnen, die vom Rückenmark zum Gyrus postcentralis laufen (***LEMNISCUS MEDIALIS***).

❷ Das Vorderhirn

Hierzu gehört das ⓐ **ZWISCHENHIRN** und das
ⓑ **GROSSHIRN**.

ⓐ Im **ZWISCHENHIRN** ist unser Aufbau, den wir vom Rückenmark her kennen, auch noch erhalten (*ein bischen guter Wille vorausgesetzt*).
Im Zwischenhirn befindet sich der **3. VENTRIKEL**.

Rostral liegt ein Hirnteil, der jetzt zwar keine direkten motorischen Efferenzen mehr hat (*hier sind bereits alle Muskeln des Körpers versorgt*), aber er sagt anderen „Körperteilen", was zu tun ist. Es handelt sich um den

- **HYPOTHALAMUS,**

der alles steuert, was **VEGETATIV** oder **HORMONELL** arbeitet.
🕮 **siehe Amtsarztfragen HORMONSYSTEM.**

Hinten (*dorsal*) liegt wieder eine Zellgruppe, die sensorische Funktionen hat: der

- **THALAMUS.**

Der Thalamus kontrolliert alle Eingänge, die an die Großhirnrinde weitergeleitet werden. (*Wenn die Großhirnrinde der Chef ist, dann ist der Thalamus die Chefsekretärin.*)

Man bezeichnet den Thalamus auch als das „**TOR ZUM BEWUSSTSEIN**".

💡 Die wenigsten Afferenzen werden tatsächlich zur Großhirnrinde weitergeleitet. Durch diesen Auswahlprozess kommt es zu fehlerhaften Projektionen und Zusammenschaltung von Reizen. Wenn z. B. der Thalamus gleichzeitig eine Meldung von einem Hautareal und von einem inneren Organ erhält, muß er abwägen, welche Meldung er unter den Tisch fallen lassen kann, und welche wichtig ist. Meistens wird er der Hautmeldung den Vorzug geben - aber eventuell kann die Hautmeldung durch die Meldung vom inneren Organ modifiziert werden. Daraus resultieren u. a. die **REFLEXZONEN**: innere Organe (*und ihre Funktionszustände*) projizieren sich auf Hautareale.

ⓑ Ab hier geht unser schönes Schema der anatomischen Verteilung der Afferenzen und Efferenzen leider baden.
Es gibt noch weitere Zellgruppen (*Ganglien*) des Zwischenhirns: sie liegen um den Thalamus - Hypothalamus herum verstreut und arbeiten mit Großhirnzellen zusammen.

- Es handelt sich einmal um das sog. **LIMBISCHE SYSTEM**, das aus dem
    - Mandelkern, der
    - Hippokampusformation und
    - verbindenden Nervenfasern besteht.

  Das limbische System entspricht fast dem **FREUD'SCHEN UNTERBEWUSSTEN**; es regelt Emotionalität, Motivation, Aggression, Sexualität, Kreislaufreaktionen, Fluchttendenzen und das Gedächtnis. Das limbische System **organisiert** die vegetative Reaktion (*während die Zentren im Hirnstamm sie **ausführen***).

■ **PSYCHOSOMATISCHE KRANKHEITEN** entstehen durch das limbische System.

➠ Alle Sinnesorgane geben Afferenzen auch ins limbische System ab.
Das macht man sich besonders bei der **AROMATHERAPIE** zunutze.

- Weitere Zellgruppen (*Ganglien*) bilden die **EXTRAPYRAMIDAL-MOTORISCHEN GANGLIEN.** Zu ihnen gehören der
    - **NUCLEUS CAUDATUS**, das
    - **PUTAMEN** und das
    - **PALLIDUM**.

  Sie liegen auch alle in der Nähe des Thalamus.

    - Nucleus caudatus und Putamen faßt man zusammen als
      ➠ **KORPUS STRIATUM**;
    - Putamen und Pallidum faßt man zusammen als
      ➠ **LINSENKERN** (***NUCLEUS LENTIFORMIS***).

  Diese Ganglien arbeiten mit den Ganglien des Mittelhirns zusammen und entwerfen ein bestimmtes Bewegungsmuster. Es handelt sich um solche Bewegungen, über die man **NICHT NACHDENKT**: schreiben, radfahren, aber auch Gestik, Mimik oder eine bestimmte Körperhaltung wird über diese Ganglien kodiert. Man kann auch Bewegungsmuster in das Extrapyramidalsystem einspeisen: durch Übung kann man Bewegungen **AUTOMATISIEREN**.

Die Extrapyramidalbahn

- endet im **NUCLEUS RUBER**,
- **KREUZT IM MITTELHIRN** auf die Gegenseite und
- läuft im Vorderseitenstrang als **TRACTUS RUBROSPINALIS** zu den entsprechenden motorischen Vorderhornzellen.

Typisch für das Großhirn sind jedoch die Nervenzellen, die ganz nach außen gewandert sind:

- die **RINDENZELLEN**.

Da die Rinde unsere eigentliche Denkerklause darstellt, und Sitz unseres **BEWUSSTSEINS** ist, können wir hier gar nicht genug Zellen haben. Aus diesem Grund steht die Entwicklung der Hirnrinde auch ganz im Zeichen der Oberflächenvergrößerung. Deshalb gibt es **zwei** Großhirnbläschen, die aus dem Zwischenhirn „entspringen".

Stellen Sie sich jetzt einfach vor, die Natur hätte, in einem Anfall von Optimismus beschlossen, die Rindenzone riesig zu vergrößern, und das Großhirn, bzw. der vordere Teil des Zwischenhirns würde stark (nach vorne) zu wachsen anfangen. Irgendwann wäre dem linearen Wachstumsprozess aber ein Riegel vorgeschoben: das Gehirn stößt an der Innenseite der Stirn an den Knochen. Egal, die Oberflächenvergrößerung muß um jeden Preis her: das Gehirn wächst jetzt entlang der inneren Schädelkapsel in einem Bogen nach hinten und nimmt dabei natürlich alle seine Strukturen mit. An der hinteren Knochenwand passiert das Gleiche: der Großhirnschlauch wird jetzt wieder nach vorne abgedrängt. So entsteht eine ***WIDDERHORNÄHNLICHE STRUKTUR****; das vordere (und damit entwicklungsgeschichtlich jüngste) Ende des Großhirns liegt auf Höhe des Ohrs.*

☞ Die beiden **VENTRIKEL** des Großhirns haben natürlich diese Wanderung auch mitgemacht und deshalb auch ein widderhornähnliches Aussehen.

Als weitere Maßnahme zur Oberflächenvergrößerung entstehen

- Einsenkungen
  - **SULCI**, Einzahl Sulcus.

- Das Gewebe zwischen den Sulci (*das, was hochsteht*) heißt
  - **GYRI**, Einzahl Gyrus.

Anhand der Anordnung der Gyri und Sulci unterscheidet man auf der Großhirnrinde den

- **STIRNLAPPEN** (*Lobus frontalis*), den
- **SCHEITELLAPPEN** (*Lobus parietalis*), den
- **HINTERHAUPTSLAPPEN** (*Lobus occipitalis*) und den
- **SCHLÄFENLAPPEN** (*Lobus temporalis*).

Die Grenze zwischen dem Lobus frontalis und dem Lobus parietalis ist der **SULCUS CENTRALIS**;

- der **LOBUS FRONTALIS** enthält den → **GYRUS PRÄCENTRALIS**,
- der **LOBUS PARIETALIS** enthält den → **GYRUS POSTCENTRALIS**.

Die **FUNKTIONELLE ARCHITEKTUR** der Großhirnrinde ist in

- primäre,
- sekundäre und
- tertiäre Zentren aufgeteilt.

Die **PRIMÄREN ZENTREN** entsprechen in etwa einer Abbildung der Umgebung, die die entsprechenden Sinnesorgane aufzeichnen (*sensorische primäre Zentren*) oder sie entsprechen der Dichte der motorischen Einheiten.
Die **SEKUNDÄREN ZENTREN INTERPRETIEREN** die Impulse der primären Rindenfelder (*im Falle von sensorischen Afferenzen*) bzw. induzieren bewußte Bewegungen (*im Falle von motorischen, efferenten Gebieten*)

☞ **BEISPIEL 1:**

Eine Reizqualität, die im **GYRUS POSTCENTRALIS** ankommt, kann interpretiert werden als:

- Berührung der Haut durch die Hände des Untersuchers,
- Berührung der Haut durch Kleidung, oder
- kann Ihnen ganz einfach helfen, eine Glasscherbe nur genau so fest anzufassen, daß Sie sie aufheben können, sich aber nicht in den Finger schneiden.

Diese **SEKUNDÄR SENSORISCHEN** Zentren liegen im **LOBUS PARIETALIS**.

☞ **BEISPIEL 2:**

Im motorischen Bereich gibt es quasi „Subprogramme", die bestimmte erlernte Bewegungskombinationen auf Abruf bereitstellen.

So liegt im **STIRNLAPPEN** vor den Kehlkopfmuskeln ein **BROCA-SPRACHZENTRUM**; dieses Sprachzentrum kodiert das, was man von sich geben will, in diverse **MUSKELAKTIONEN**.

Im Stirnlappen liegt z. B. auch ein **BLICKZENTRUM**, das die Augenmuskeln koordiniert, wenn man etwas fixieren will.

☞ **BEISPIEL 3:**

Als **SEKUNDÄRES HÖRZENTRUM** gibt es das **WERNICKE-ZENTRUM**, das dafür sorgt, daß man das Gesprochene nicht nur hört, sondern auch im Sinne eine Mitteilung **INTERPRETIEREN** kann.

TERTIÄRE ZENTREN interpretieren noch mehr; jetzt wird' schon fast esoterisch.

- **TERTIÄRE MOTORISCHE ZENTREN** bestimmen z. B. über den Charakter, über die Hilfsbereitschaft, über **HANDLUNGSANTRIEBE**, also über die Ethik eines Menschen.
- **TERTIÄRE OPTISCHE ZENTREN** erkennen z. B. **GESICHTER**.
- **TERTIÄRE SENSIBLE ZENTREN** sind für die Orientierungsfähigkeit und das **ORTSGEDÄCHTNIS** verantwortlich.

Jeweils ein **GROSSHIRNLAPPEN** ist einer bestimmten **FUNKTION** zugeordnet und enthält die primären, die sekundären und die tertiären Zentren.

- ● Der **LOBUS FRONTALIS** ist **MOTORISCH**;
  - ➠ die **primären Felder** sind im **GYRUS PRÄCENTRALIS** zu finden,
- ● der **LOBUS PARIETALIS** ist **SENSIBEL**;
  - ➠ die **primären Zentren** sind im **GYRUS POSTCENTRALIS** zu finden,
- ● der **LOBUS OCCIPITALIS** ist **OPTISCH**;
  - ➠ die **primären Zentren** sind um die **FISSURA CALCARINA** zu finden,
- ● der **LOBUS TEMPORALIS** ist **AKUSTISCH**;
  - ➠ die **primären Zentren** sind in der **HESCHL'SCHEN QUERWINDUNG** zu finden.

Die **BAHNEN DES GROSSHIRNS:**

- Das wichtigste **KOMMISURENFASERSYSTEM** ist der **BALKEN** (*Corpus callosum*); er verbindet die rechte und die linke Großhirnhälfte.

- An **PROJEKTIONSFASERN** ist die **PYRAMIDENBAHN** wichtig: die Neuriten der Nervenzellen, die in der Rinde sitzen (*besonders im Gyrus präcentralis*) müssen sich durch das Gebiet der Basalganglien hindurchquetschen. Diese Engstelle heißt **CAPSULA INTERNA**.

Bei Einblutungen genau in diesem Bereich kommt es zu einem Ausfall der Pyramidenbahn und der Extrapyramidalbahn.

Nach dem Austritt aus dem Groß- und Zwischenhirn erscheinen die Fasern unten (*rostral*) am Gehirn. In diesem Bereich des Mittelhirns heißen sie **HIRNSCHENKEL** (*Pedunculi cerebri*). Sie laufen rostral am Hirnstamm entlang und **KREUZEN** in Höhe des Olivenkerns (*in der Medulla oblongata*) auf die andere Seite. Kontralateral erreichen sie dann die entsprechenden motorischen Vorderhörner im Rückenmark.

☞ Die Pyramidenbahn führt hauptsächlich Fasern für **FEINMOTORISCHE ARBEITEN** (*Nadel einfädeln*).

Beim Säugling ist die Pyramidenbahn noch nicht funktionsfähig (*deshalb sieht man so wenig Säuglinge mit Nadeln hantieren*). Man kann daher bestimmte **REFLEXE** auslösen (*Babinsky-Reflex*), die mit der Ausreifung der Pyramidenbahn verschwinden. Bei Störungen der Pyramidenbahn treten diese Reflexe wieder auf.

Nun. ich hoffe, die gröbsten Anatomiebegriffe sind klar, starten wir durch:

1) Welche Aussage ist richtig?

Das Atemzentrum sitzt

A) im Rückenmark
B) im Kleinhirn
C) im Zwischenhirn
D) in der Medulla oblongata
E) im Großhirn

Antwort:

☒ Lösung Ⓓ

Na bitte, es geht doch.

Ⓓ Das **ATEMZENTRUM** gehört zu denjenigen Zellgruppierungen, die in der **MEDULLA OBLONGATA** und im **RAUTENHIRN** (*unter dem Kleinhirn*) sitzen.

Eigentlich besteht das Atemzentrum aus einer ganzen Reihe von Zentren: einem „Chef"-Zentrum im

- **RAUTENHIRN**, einem
- **INSPIRATIONS**- und einem
- **EXSPIRATIONSZENTRUM** in der **MEDULLA OBLONGATA** und etlichen **HILFSZENTREN**, die bis ins Halsmark hinunter verteilt sind.

Tja, richtig und tief Luft zu holen ist kompliziert.

Klinisch ist der Sitz des Atemzentrum deshalb von Wichtigkeit, da ein Ausfall dieses Zentrums den **TOD** bedeutet.

Schädigungen, die den Hirnstamm und speziell die Medulla oblongata betreffen, sind **LETAL**.

Zu einem Ausfall der vegetativen Zentren im unteren Hirnstamm kommt es z. B. bei einer **EINKLEMMUNG** des Hirnstamms im **FORAMEN OCCIPITALE MAGNUM**, wenn ein raumfordernder Prozess (*Tumor oder Blutung*) das gesamte Gehirngewebe nach unten drückt.

Ⓐ Das **RÜCKENMARK** enthält außer jeder Menge

- Leitungsbahnen,
- den **EIGENREFLEXAPPARAT** und
- den **FREMDREFLEXAPPARAT**.

Eine so komplizierte Sache wie die Steuerung der Atmung liegt „höheren Orts".

● Der **EIGENREFLEXAPPARAT** dient der **AUFRECHTERHALTUNG DER MUSKELSPANNUNG** (*nicht der Belustigung des Untersuchers, der mit dem Hämmerchen aufs Knie klopft*).

Die Eigenspannung, der Grundtonus der Muskulatur, wird vom

- Kleinhirn, von der
- Extrapyramidalbahn und vom
- Großhirn eingestellt.

Der **EIGENREFLEXAPPARAT** sorgt jetzt dafür, daß der Muskeltonus sich **NICHT** von alleine **ÄNDERT**.

Der Eigenreflexapparat besteht aus einem **DEHNUNGSFÜHLER** in der Muskulatur und/oder in den Sehnen.

Bei einer Dehnung dieser Strukturen kommt es automatisch zu einer **KONTRAKTION** des Muskels.

Also: wenn Sie mit dem Hämmerchen die **SEHNE DEHNEN**, erfolgt eine **REFLEKTORISCHE KONTRAKTION**; je schneller Sie dehnen, umso schneller (*deutlicher*) erfolgt die Kontraktion. Das Ganze funktioniert übrigens auch (*beim gut entspannten Patienten*) mit einer **MUSKELDEHNUNG** (*passive, schnelle Bewegung*).

Der **EIGENREFLEX** ist **UNISEGMENTAL**, d. h. die **AFFERENZ** kommt über das sensible **SPINALGANGLION** der Hinterwurzel ins Rückenmark, wird im Hinterhorn umgeschaltet und geht als Muskelantwort über das **MOTORISCHE VORDERHORN** des **GLEICHEN SEGMENTS** wieder nach draußen.
Früher meinte man, daß hierbei nur 2 Neurone (mit einer einzigen Synapse dazwischen) beteiligt wären, deshalb taucht manchmal noch die alte Bezeichnung „monosynaptischer Reflex" auf.

Der Eigenreflex ist bei **JEDEM MUSKEL** auszulösen, er ist **NICHT ERMÜDBAR** und ist ein **TEST** für das betreffende **RÜCKENMARKSSEGMENT**.

Bei einer neurologischen Untersuchung testet man jedoch nicht alle Muskeln (*nicht nur aus Zeitgründen*), sondern nur bestimmte (*Sie können aber gerne Ihr persönliches Spektrum erweitern*!):

- BSR - Bicepssehnen-Reflex
- TSR - Tricepssehnen-Reflex
- RPR - Radiusperiost-Reflex (*M. brachioradialis*)
- ASR - Achillessehnen-Reflex
- PSR - Patellarsehnen-Reflex.

📂 ● Eigenreflexe sind **ABGESCHWÄCHT** bei einer **SCHÄDIGUNG DES α-MOTONEURONS** (*der motorischen Vorderhornzelle*) und/oder bei einer **SCHÄDIGUNG DES PERIPHEREN NERVEN** (*Polyneuropathie, Trauma etc.*)

📂 ● Eigenreflexe sind **VERSTÄRKT** bei einer **SPASTIK** und bei einer **QUERSCHNITTS-SYMPTOMATIK**.

● **FREMDREFLEXE** laufen über **MEHRERE SEGMENTE** (*polysynaptisch*) und sind ein Maß für die regelrechte **ZUSAMMENARBEIT** der Neurone des Rückenmarks (*oder des Hirnstamms*).

Unter einem Fremdreflex versteht man eine **REFLEKTORISCHE MUSKELKONTRAKTION** aufgrund eine **BERÜHRUNGSREIZES** der Haut.

☞ Beispiel:

Der **BAUCHHAUTREFLEX**.
Man bestreicht sanft die **BAUCHHAUT** und erntet beim entspannten Patienten eine Kontraktion der **BAUCHMUSKULATUR**.

☞ Weitere Beispiele:

Der **CORNEALREFLEX**:
Berührung der **CORNEA** des Auges führt zu einer Kontraktion des **M. SPHINCTER OCULI.**

Der **CREMASTERREFLEX**:
Bestreichen der Haut an der Innenseite des **OBERSCHENKELS** führt beim Mann zu einem reflektorischen **ANHEBEN DES HODENS** (*M. cremaster*).

📂 ○ Fremdreflexe sind **ABGESCHWÄCHT** bei **SCHÄDIGUNGEN DES RÜCKENMARKS**, z. B. bei Multipler Sklerose.

📂 ○ **VERSTÄRKTE** Fremdreflexe sind **NICHT PATHOLOGISCH**.

Ⓑ Das **KLEINHIRN** ist unser großer Computer, der für die **STÜTZ- UND HALTEMOTORIK** verantwortlich ist. Das Kleinhirn liegt im **RAUTENHIRN** dorsal; die rechte und die linke Kleinhirnhälfte sind durch die **BRÜCKE** (*Pons*) miteinander verbunden.

Das Kleinhirn sorgt dafür, daß immer jeder Muskel die richtige Spannung hat; egal, ob Sie sich jetzt Ihr Kinn auf die Hände aufstützen, oder ob Sie stolpern und hoffen, daß Ihr Kleinhirn schnell genug die richtigen Muskeln aktiviert.

☞ Die **KLEINHIRNBAHNEN** (*Tractus vestibulospinalis und Tractus spinovestibularis*) laufen **UNGEKREUZT** im **VORDERSEITENSTRANG**.

Das Kleinhirn ist auch für die **KOORDINATION EINER BEWEGUNG** verantwortlich: stellen Sie sich vor, Sie möchten mit ihrem Finger einen bestimmten Zielpunkt berühren.

Überlegen Sie sich mal, wie sich bei dieser Bewegung die Spannung der Muskulatur im ganzen Körper ändern muß!

Man kann daher die Kleinhirnfunktion testen, indem man dem Patienten ein bestimmtes **ZIEL** nennt, das er berühren soll - *üblicherweise die eigene Nase*.

Der Patient beschreibt mit dem Arm einen großen Bogen und man beobachtet, wie das Ziel (*die Nase*) angesteuert wird:

- **VERWACKELT** oder
- **IN EINER LINIE** (*gerade*).

Es ist dabei unerheblich, ob der Patient die Nase verfehlt oder nicht; es dreht sich darum, ob er sein (*vermeintliches*) Ziel konsequent ansteuert oder nicht.

Wenn die Zielmotorik **VERWACKELT** ist, spricht man von einem **INTENSIONSTREMOR**.

Wenn der Patient immer die eigene Nase verfehlt, aber keinen Intensionstremor aufweist, handelt es sich um eine Körperschemastörung, also ev. eine Störung der tertiären sensiblen Zentren im Parietallappen.

Ⓒ Im **ZWISCHENHIRN** befindet sich der **3. VENTRIKEL**; rostral liegt der **HYPOTHALAMUS** (*Steuerung des Vegetativums und der Hormone*), seitlich oben liegt der **THALAMUS**, unser „Tor zum Bewußtsein".
Weiterhin gibt's im Zwischenhirn noch Kerne für die **EXTRAPYRAMIDALBEWEGUNGEN** und Strukturen, die zum **LIMBISCHEN SYSTEM** (*Emotionalität*) gehören.

Ⓔ Im **GROSSHIRN** befindet sich in der **RINDE** unsere Denkerklause, unser **BEWUSSTSEIN**, *das was der Psychologe mit „Ratio" bezeichnet.*
Im Großhirn hat außerdem die **PYRAMIDENBAHN** ihren Ursprung.
Weiter nach innen, in der Nähe der Strukturen des Zwischenhirns befinden sich noch einige Zellgruppen (*Ganglien*), die zu den **BASALGANGLIEN** gehören.

☞ Von den Basalganglien sollten Sie mindestens den

- **NUCLEUS CAUDATUS**, das
- **PUTAMEN** und das
- **PALLIDUM** kennen.

☺ *Von ihnen gibt es aber noch eine ganze Reihe mehr*!

2) Welche Ausage ist richtig?

Beim Erwachsenen reicht das Rückenmark

A) von der Medulla oblongata bis zum 1. Lendenwirbel
B) von der Medulla oblongata bis zum 4. Lendenwirbel
C) vom ersten Halswirbel bis zum 1. Lendenwirbel
D) vom ersten Halswirbel bis zum Kreuzbein
E) von der Medulla oblongata bis zum Steißbein.

Antwort:

☒ Lösung Ⓐ

Das läßt sich doch ganz gut an.

Beim Menschen ist das Nervensystem dasjenige System, das am schnellsten mit seiner Entwicklung fertig ist.

Alle grauen Zellen, die Sie Zeit Ihres Lebens zur Verfügung haben, sind spätestens bis zum **4. LEBENSJAHR** entwickelt und ausgebildet; später entwickeln sich nur noch **SYNAPSEN**. (*Synapsen sind aber für's Lernen wichtiger als die Anzahl der Zellen*!)

Das **RÜCKENMARK** bleibt jetzt quasi in seiner Längenentwicklung stehen, während alle Strukturen außen rum noch weiter wachsen: die Wirbelkörper und die Bandscheiben werden dicker, und der restliche Körper wächst ebenfalls.

ⓐ Das Rückenmark wird jetzt, relativ gesehen, immer kürzer; beim Erwachsenen endet das Rückenmark in Höhe $\mathbf{Th_{12}}$ bis $\mathbf{L_2}$.

Klinische Bedeutung hat dieses Wissen dadurch, daß man bei einer **LIQUORPUNKTION** unterhalb L_2 keinen Querschnitt mehr riskiert.

§§ ☞ ☞ EIN HEILPRAKTIKER MACHT ABER SOWIESO KEINE LIQUORPUNKTION!

Da die Wirbelkörper sich verbreitern, und die Foramina intervertebralia sich dadurch nach unten verschieben, müssen die Spinalnerven, besonders im unteren Rückenmarksbereich von ihrem Ursprungssegment, erst eine ganze Strecke innerhalb des Canalis vertebralis abwärts laufen, bevor sie durch „ihr" Foramen intervertebrale nach außen treten können.

Im Bereich unterhalb der anatomischen Rückenmarksgrenze liegen also im Vertebralkanal nur noch **NERVEN**; bei einem Bandscheibenvorfall in diesem Bereich entsteht damit **KEIN QUERSCHNITTSYNDROM**.

Man nennt diesen Bereich innerhalb des Vertebralkanals, der nur noch aus Nerven besteht, auch

- **CAUDA EQUINA** (*die Nervenbündel sind ähnlich angeordnet wie bei einem Pferdeschwanz*);

den unteren Teil des Rückenmarks (*im Bereich* Th_{12})nennt man

- **CONUS MEDULLARIS**.

Das Rückenmark „beginnt" direkt nach der **MEDULLA OBLONGATA**, d. h. eigentlich geht das Rükkenmark im Foramen occipitale magnum in die Medulla oblongata über.

ⓒ ⓓ Bei dem Vorschlag ⓒ und ⓓ würde der Anschluß fehlen.

ⓔ Die **HIRNHÄUTE** wachsen natürlich weiter: die **DURA DES RÜCKENMARKS** zieht sich vom **FORAMEN OCCIPITALE MAGNUM** bis zum **STEISSBEIN**;

damit ist der **LIQUORBEREICH** bis zum Steißbein ausgedehnt, nicht aber das Rückenmark.

3) Welche Aussage/n ist/sind richtig?

a) Sympathicus und Parasympathicus sind wesentliche Bestandteile des vegetativen Nervensystems.

b) Das vegetative Nervensystem wird auch als autonomes Nervensystem bezeichnet.

c) Das vegetative Nervensystem hat vorwiegend Einfluß auf die quergestreifte Muskulatur.

d) Das vegetative Nervensystem regelt u. a. die Geruchsempfindung.

e) Das vegetative Nervensystem hat steuernden Einfluß auf die Bildung der Magensäure.

A) Alle Aussagen sind richtig.
B) Nur Aussagen a, b und e sind richtig.
C) Nur Aussagen a, b, c und e sind richtig.
D) Nur Aussagen b, c und d sind richtig.
E) Nur Aussagen a und e sind richtig.

Antwort:

☒ Lösung Ⓑ

Na also, so schwer ist's doch gar nicht.

Das **VEGETATIVE NERVENSYSTEM** wird gesteuert vom **HYPOTHALAMUS**; er ist der Chef des Ganzen.

Er gibt seine Befehle an die **FORMATIO RETICULARIS** im Hirnstamm weiter, sowie an Zentren, die für die Aktivität von

- ● Parasympathicus und
- ○ Sympathicus verantwortlich sind.

☞ Das vegetative Nervensystem regelt **ZELLEISTUNGEN**.

ⓑ Da der **HYPOTHALAMUS** ein **ECHTER CHEF** ist, läßt er sich auch von niemandem was dreinreden, auch nicht von der Großhirnrinde.
Deshalb bezeichnet man das vegetative Nervensystem auch als

➠ **AUTONOMES** oder **UNWILLKÜRLICHES** Nervensystem,

da es **NICHT DEM WILLEN UNTERWORFEN** ist.

ⓐ **PARASYMPATHICUS** und **SYMPATHICUS** sind Gegenspieler:

- ● man bezeichnet den **PARASYMPATHICUS** auch als **TROPHOTROP**, d. h. aufbauend,
- ○ den **SYMPATHICUS** als **ERGOTROP**, d. h. Energie abgebend.

Stellen Sie sich einfach einen Bären vor: wenn der Bär (oder der Mensch) angreift, ist der Sympathicus aktiv; wenn der Kampf erfolgreich zuende gebracht ist, und der Mensch sich einen Bärenschinken zu Gemüte führt, ist der Parasympathicus aktiv.

Der **PARASYMPATHICUS** ➠ schafft also Vorräte,
der **SYMPATHICUS** ➠ braucht sie auf.

○ Der **SYMPATHICUS** hat seinen Ursprung in der Seitensäule (*im Seitenhorn*) des **THORAKALMARKS**.

● Der **PARASYMPATHICUS** kommt einmal aus dem **HIRNSTAMM** (*N. vagus z. B.*) und einmal aus dem **SACRALMARK** für die Organe des kleinen Beckens.

💡 Das vegetative Nervensystem ist ein sehr altes Nervensystem und stammt noch aus einer Zeit, da wir uns stammesgeschichtlich noch nicht von den Schnecken getrennt hatten.

ⓒ Das vegetative Nervensystem regelt deshalb alles, was es zu dieser Zeit schon gab:

- ● **DRÜSEN** und
- ● **GLATTE MUSKULATUR**.

Die **QUERGESTREIFTE**, schnelle **MUSKULATUR** entstand erst viel später; sie hat es nötig gemacht, schnellere Nerven zu entwickeln

➠ das **ZNS**.

ⓔ Alles, was nach **DRÜSE** aussieht, egal ob es eine Schleimdrüse in der Ösophagusschleimhaut, die Tränendrüse oder Hautdrüsen sind - alle Drüsen sind **VEGETATIV INNERVIERT**. Natürlich also auch die **BELEGZELLEN** der Magenschleimhaut.

*Erinnern Sie sich noch an **VERDAUUNGSORGANE Vorklinik**?*

Der N. vagus schüttet **ACETYLCHOLIN** aus; wird zusätzlich noch **GASTRIN** freigesetzt, kommt es zur Bildung von **HISTAMIN**, das wiederum über die H_2-Rezeptoren an der **BELEGZELLE** andocken kann.

Histamin induziert dann letztlich die Bildung von **SÄURE**.

ⓓ Das **GERUCHSEMPFINDEN** hat mit dem vegetativen Nervensystem nichts zu tun. Unser Geruchsnerv ist der **N. OLFACTORIUS**, der I. Hirnnerv, der seine Informationen ins **RIECHHIRN** (*Teil des Zwischenhirns*) abgibt.

4) Benennen Sie 6 Hirnnerven, die Sinnesorgane oder Rezeptoren mit dem Gehirn verbinden!

Antwort:

☒ N. olfactorius,
☒ N. opticus,
☒ N. trigeminus.
☒ N. facialis,
☒ N. cochlearis,
☒ N. vestibularis,

Ich denke, die Hirnnerven können Sie auswendig aufsagen.

Es gibt 12 Stück - probieren Sie mal, ob Sie noch alle zusammenkriegen.

☞ *Spicker:*

- N. olfactorius,
- N. opticus,
- N. oculomotorius,
- N. trochlearis,
- N. trigeminus,
- N. abduzens,
- N. facialis,
- N. vestibulocochlearis (*auch N. statoacusticus genannt*),
- N. glossopharyngeus,
- N. vagus,
- N. akzessorius,
- N. hypoglossus.

Zur Beantwortung der Frage müssen Sie sich nur überlegen, welche **SINNESQUALITÄTEN** Sie kennen:

- sehen,
- hören,
- fühlen,
- schmecken,
- Gleichgewichts-Afferenzen,
- riechen.

Die dazugehörigen Nerven kennen Sie:

- für den **GERUCHSSINN** ist der I. Hirnnerv, der **N. OLFACTORIUS** verantwortlich. Er ist eigentlich kein peripherer Nerv, sondern ein **TEIL DES ZWISCHENHIRNS**.

Er hat damit einen anderen histologischen Aufbau:

- **GLIAZELLEN** anstatt Schwann'scher Zellen und
- ist von **HIRNHÄUTEN** umgeben.

Der N. olfactorius mündet ins **RIECHHIRN**, das im Zwischenhirn liegt. Riechafferenzen werden nicht direkt über den Thalamus an die Rinde weitergeleitet; deshalb kann man einen bestimmten Geruch auch sehr schlecht abstrakt beschreiben.

- **OPTISCHE INFORMATIONEN** werden über den **N. OPTICUS** weitergeleitet.
  Im **CHIASMA NERVI OPTICI** kreuzen die nasalen Fasern des N. opticus.

Im **TRACTUS OPTICUS** sind daher die Informationen nach Gesichtsfeldhälften geordnet.

- Die rechte Gesichtsfeldhälfte beider Augen wird im linken Tractus opticus geleitet,
- die linke Gesichtsfeldhälfte beider Augen im rechten Tractus opticus.

siehe NERVENSYSTEM Klinik, Frage # 2

Der N. opticus ist ebenfalls ein Teil des Zwischenhirns und kein peripherer Nerv im engeren Sinn.

Optische Informationen sind dem Bewußtsein (*der Hirnrinde*) direkt zugänglich: die Information wird über den **THALAMUS** an die **SEHRINDE** weitergeleitet.

Derjenige Teil des Thalamus, der die Sehinformationen bearbeitet, heißt „seitlicher Kniehöcker" - **CORPUS GENICULATUM LATERALE**.

Von hier aus wird der größte Teil der Afferenzen zur primären Sehrinde geleitet, zur **FISSURA CALCARINA** im Occipitallappen. Ein kleinerer Teil der Informationen wird abgezweigt und landet in den oberen 2 Hügeln der **VIERHÜGELPLATTE** (Lamina tecti); von hier werden z. B. die Pupillenreflexe gesteuert.

- **SENSIBLE BERÜHRUNGSIMPULSE** werden über den V. Hirnnerv, über den **TRIGEMINUS** weitergeleitet.
  Der V. Hirnnerv ist jetzt ein richtiger peripherer Nerv; er kommt aus dem Hirnstamm und zählt zu den **KIEMENBOGENNERVEN**.

Kiemenbogennerven sind aufgebaut wie die Spinalnerven des Rückenmarks, d. h. sie führen alle Qualitäten, die ein Nerv eben führen kann: sie haben

- sensible Fasern,
- motorische und
- vegetative.

Erinnern Sie sich noch: die sensible Hinterwurzel des Spinalnerven im Rückenmark enthält ein **SPINALGANGLION**. Ergo: unser Kiemenbogennerv, der N. trigeminus enthält ebenfalls ein „Spinalganglion"

➠ das **GANGLION GASSERI**.

Das Ganglion Gasseri sitzt auf der Schädelbasis und beherbergt z. B. die lästigen Herpesviren, die, wenn man einmal nicht aufpaßt, den N. trigeminus entlang zur Unterlippe wandern und Fieberbläschen verursachen.

siehe Amtsarztfragen INFEKTIONSKRANKHEITEN.

Der N. trigeminus teilt sich auf in 3 Äste:

- der **N. OPHTALMICUS** (V_1), der die
  - Stirn, die
  - Nasenschleimhaut und das
  - Auge (*die Cornea*!) sensibel versorgt,
- der **N. MAXILLARIS** (V_2), der den
  - Wangenbereich und die
  - Oberkieferzähne sensibel versorgt,
- und den **N. MANDIBULARIS** (V_3), der den
  - Unterkieferbereich und die
  - Zähne des Unterkiefers sensibel versorgt.

Der N. trigeminus hat noch jeweils einen **RAMUS MENINGEUS**, also einen rückläufigen Ast, der die Hirnhäute sensibel innerviert.

⊙ Der Ramus menigneus des **N. ophtalmicus** innerviert den

➠ hinteren Schädel(*innen*)bereich,

⊙ der Ramus meningeus des **N. maxillaris** innerviert den

➠ vorderen Schädelbereich,

⊙ der Ramus meningeus des **N. mandibularis** innerviert den Bereich der

➠ mittleren Schädelgrube.

Bei Veränderungen der Hirnhäute wird der gesamte Nervenast „nervös", d. h. auch die Hautäste reagieren übersensibel auf **DRUCK** von außen. Das macht man sich zunutze, wenn man die **AUSTRITTSPUNKTE** der 3 Äste des Trigeminus auf (*einseitige*!!) **DRUCKSCHMERZHAFTIGKEIT** überprüft:

DRUCKSCHMERZHAFTIGKEIT des **FOR. SUPRAORBITALE** tritt auf bei einer meningealen Reizung

➠ in der **HINTEREN SCHÄDELGRUBE** und im **KLEINHIRNBEREICH**,

DRUCKSCHMERZHAFTIGKEIT des **FOR. INFRAORBITALE** kann einen Hinweis auf eine meningeale Reizung

➠ im **STIRNHIRNBEREICH** sein,

DRUCKSCHMERZHAFTIGKEIT des **FOR. MENTALE** tritt auf bei einer meningealen Reizung

➠ in der **MITTLEREN SCHÄDELGRUBE.**

*Soweit der **sensible** Teil des Nerven.*

● Der **MOTORISCHE** Teil enthält Fasern, welche die **KAUMUSKELN** versorgen. Die motorischen Fasern haben natürlich, wie im Rückenmarksbereich auch, nichts mit dem Spinalganglion zu tun, sie laufen dran vorbei.

Die motorischen Fasern sind im **N. MANDIBULARIS** (V_3) enthalten.

➠ Außerdem dienen Äste des N. trigeminus **VEGETATIVEN FASERN** als Leitschiene.
Beispiel: vegetative Fasern, die vom Gehirn zur Tränendrüse oder zu den Zungendrüsen ziehen, benutzen Äste des N. ophtalmicus oder des N. mandibularis als „Reittier".

Wer hat aufgepaßt - sind diese vegetativen Fasern sympathisch oder parasympatisch?

💡 Nerven, die aus dem Gehirn kommen, führen immer nur **PARASYMPATHISCHE FASERN**.

☞ Der **PARASYMPATHICUS** hat seine Zentren im **HIRNSTAMM** und im **SACRALMARK**.

☞ Der **SYMPATHICUS** hat seine Ursprungszentren im **THORAKALMARK**, in der Seitensäule (*im Seitenhorn der grauen Substanz*).

● Der **N. FACIALIS** ist ebenfalls ein **KIEMENBOGENNERV**, d. h. er führt wieder alle 3 Qualitäten:

- ⊙ sensibel,
- ⊙ vegetativ und (*in der Hauptsache*)
- ⊙ motorisch.

⊙ Der **MOTORISCHE** Anteil innerviert die **GESICHTSMUSKULATUR**.

⊙ Die **SENSIBLEN** Anteile laufen in dem Teil des Nerven, der **CHORDA TYMPANI** heißt und zur Zunge zieht. Der N. facialis versorgt sensibel die vorderen $^2/_3$ der Zunge. Diese Informationen werden in den Geschmackskernen der **MEDULLA OBLONGATA** verarbeitet und gelangen erst über Umwege zur Hirnrinde.

☞ Die Geschmackswahrnehmung ist also auch keine rationale Sache.
Über Geschmack läßt sich eben (nicht) streiten.

Wie es sich gehört, haben auch diese sensiblen Fasern ein „Spinalganglion"

➠ es heißt **GANGLION GENICULI** im Felsenbein.

⊙ **VEGETATIV** versorgt der N. facialis die **TRÄNENDRÜSE** (*N. PETROSUS MAJOR*) und die **GL. SUBMANDIBULARIS**.

☞ *Für Streber: beim N. facialis werden die parasympathischen und die sensiblen Anteile auch zum N. INTERMEDIUS zusammengefaßt.*

- Der **VIII. HIRNNERV** führt Fasern aus dem **GLEICHGEWICHTSORGAN** und dem **HÖRORGAN**. Da man hier 6 Nerven und Sinnesorgane aufzählen sollte, müssen wir den **N. VESTIBULARIS** und den **N. COCHLEARIS** getrennt betrachten.
  Der Nerv, der Afferenzen aus dem **GLEICHGEWICHTSORGAN** führt, heißt

  - **N. VESTIBULARIS** (*Vestibulum = das Gleichgewichtsorgan*).

  Der Nerv der die Afferenzen aus dem **HÖRORGAN** führt, heißt

  - **N. COCHLEARIS** (*Cochlea = Innenohr*).

☞ Im VIII. Hirnnerv sind beide Nerven, die selbstständig voneinander funktionieren, zusammengefaßt zum

- **N. VESTIBULOCOCHLEARIS**

oder auch

- **N. STATOACUSTICUS**.

Das sensible Ganglion des N. cochlearis liegt im

➠ **MODIOLUS**, im knöcheren Innenohr (*Ganglion spirale*).

Das sensible Ganglion des N. vestibularis (*Gangl. vestibulare*) liegt im

➠ **INNENOHR**.

○ Die Afferenzen des **GLEICHGEWICHTSORGANS** werden im **RAUTENHIRN** umgeschaltet und vom **KLEINHIRN** weiterverarbeitet.

○ Die Afferenzen aus dem **INNENOHR KREUZEN** im Rautenhirn;

⊙ ein kleiner Teil zieht zu den unteren 2 Hügeln der **VIERHÜGELPLATTE** (*Lamina tecti*),

⊙ der größte Teil zum ➠ **THALAMUS** (*Corpus geniculatum mediale*) und zur
➠ **PRIMÄREN HÖRRINDE**
(***Heschl'sche Querwindung** im **Temporallappen***).

☞ Die Afferenzen der primären Hörrinde werden uns **BEWUSST**,

☞ die Afferenzen der Lamina tecti sind für die **UNBEWUSSTEN REFLEXE** (*Kopfwendung z. B.*) da.

5) Welche Aussage/n ist/sind richtig?

a) Im Rückenmark umhüllt die graue Substanz die weiße Substanz.

b) Die weiße Substanz ist reich an Nervenfasern.

c) Die Zellen des Vorderhorns verwenden als Transmittersubstanz Acetylcholin.

d) Die Hinterhörner bestehen aus den pseudounipolaren Ganglienzellen des Spinalganglions.

e) Die weiße Substanz unterteilt man in einen Vorderstrang, einen Seitenstrang und einen Hinterstrang.

A) Alle Aussagen sind richtig.
B) Nur Aussagen a, b, d und e sind richtig.
C) Nur Aussagen b, d und e sind richtig.
D) Nur Aussagen b, c und e sind richtig.
E) Nur Aussagen b und e sind richtig.

Antwort:

☒ Lösung Ⓓ

Eigentlich ist der Aufbau des Rückenmarks gar nicht so schwer.

ⓐ Im **RÜCKENMARK** liegt natürlich die **GRAUE SUBSTANZ INNEN**.

In der Entwicklungsgeschichte bildeten sich Nervenzellen um den Zentralkanal herum, erst sekundär lagerten sich die Nervenbahnen darüber.

ⓑ Die außen liegende, **WEISSE SUBSTANZ**, besteht aus

- **AXONEN** (*NEURITEN ist ein anderes Wort*) plus ihrer
- **HÜLLZELLEN**.

⊙ **INNERHALB** des ZNS heißen diese Hüllzellen ➠ **GLIAZELLEN**,
○ **AUSSERHALB** des ZNS heißen diese Hüllzellen ➠ **SCHWANN'SCHE ZELLEN**.

Die weiße Substanz des Rückenmarks enthält also Neuriten (=*Axone*) + Gliazellen.

☞ Da Gliazellen sehr viel **FETT** enthalten, ist dieses Gewebe **WEISS**.

☞ Nervenzellen sind **KOMPAKTER** und enthalten mehr Zellorganellen - eine Ansammlung von Nervenzellen ist **GRAU** gefärbt.

ⓔ Die **WEISSE SUBSTANZ** wird durch die schmetterlingsähnliche Anordnung der grauen Substanz in verschiedene „Stränge" unterteilt:

- zwischen den beiden **VORDERHÖRNEN** liegt der
  ➠ **VORDERSTRANG**,
- zwischen den beiden **HINTERHÖRNERN** liegt der
  ➠ **HINTERSTRANG**.
- Zwischen **VORDER- UND HINTERHORN** liegt jeweils der
  ➠ **SEITENSTRANG**.

Die Hauptfunktion der **HINTERSTRÄNGE** ist die Weiterleitung der **OBERFLÄCHENSENSIBILITÄT** (*gehört zur epikritischen Sensibilität*).

Die Oberflächensensibilität wird zum **THALAMUS** geleitet und von dort geht's weiter zum **GYRUS POSTCENTRALIS**, dem primären sensiblen Rindenfeld.

Die Hinterstränge des Rückenmarks **KREUZEN IN DER MEDULLA OBLONGATA** auf Höhe des Olivenkerns.

Nach der Kreuzung heißt diese Bahn **LEMNISKUS MEDIALIS**.

Wichtige Leitungsbahnen des **SEITENSTRANGS**:

- die **PYRAMIDENBAHN**, der **TRACTUS CORTICOSPINALIS** (*führt vom Kortex zum Rückenmark*) oder
- der **TRACTUS RUBROSPINALIS** (*führt vom N. ruber zum Rückenmark*). Der Tractus rubrospinalis enthält die Efferenzen der **EXTRAPYRAMIDAL-MOTORIK**.
- Außerdem gibt's hier noch die schnellen **KLEINHIRNBAHNEN**.

© Die **VORDERHORNZELLEN** sind rein **MOTORISCH** und jeweils mit einigen Skelettmuskelfasern verbunden.

Ein **NEURIT** (*Axon*) **plus** die dazugehörigen **SKELETTMUSKELFASERN** bezeichnet man als

➡ **MOTORISCHE EINHEIT**.

Ein Muskel, der viele motorische Einheiten enthält, der also viele zuführende Nerven aufweist, ist exakt in seinem Tonus und seinen Bewegungen **STEUERBAR**; Beispiel:

➡ die **AUGENMUSKELN**.

Nun, die **VERBINDUNG** zwischen einem Nerven und einem Skelettmuskel, diese spezielle **SYNAPSE**, hat einen Eigennamen:

➡ die **MOTORISCHE ENDPLATTE**.

Da alle Nerven des motorischen Vorderhorns an Skelettmuskelfasern endigen, haben **ALLE** α-Motoneurone motorische Endplatten.

☞ *Die motorische Endplatte, das wissen Sie, verwendet als Überträgerstoff* ***ACETYLCHOLIN***.

ⓓ Das **SPINALGANGLION** sitzt in der sensiblen Hinter**WURZEL** des Rückenmarks.

Das Spinalganglion befindet sich außerhalb des Rückenmarks (*wenn auch innerhalb des VERTEBRAL-KANALS*) und ist somit in keinster Weise mit dem Hinterhorn der grauen Substanz identisch.
Das Spinalganglion enthält diejenigen Zellen, die den **LANGEN DENDRITEN** besitzen, der bis nach außen in die Peripherie reicht, um **SENSORISCHE REIZE** aufzunehmen. Der Neurit, das Axon dieser Zelle, ist oft kurz und reicht dann nur ins Rückenmark hinein, bis zu einer Zelle des sensiblen Hinterhorns.

Diese Zelle „entscheidet" dann, was weiter mit der Information passiert.

☞ Die **ZELLEN DES SPINALGANGLIONS** haben also eine besondere Form: sie besitzen einen **LANGEN DENDRITEN** und oft einen **KURZEN NEURITEN**.

☞ *Ausnahme: Zellen der epikritischen Sensibilität*
🕮 **siehe Frage # 16**

Beide Fortsätze der Zellen des Spinalganglions verlaufen eine kurze Strecke nach dem Austritt aus dem Zellkörper eng nebeneinanderliegend, so daß es auf den ersten Blick aussieht, als ob diese Zelle nur einen einzigen Fortsatz hätte

➠ eine **UNIPOLARE ZELLE** also.

Da man aber weiß, daß es sich in Wirklichkeit um zwei Fortsätze handelt, die nur wie einer aussehen, spricht man von einer

➠ **PSEUDOUNIPOLAREN ZELLE**.

☞ Ergo: die Zellen des sensiblen Spinalganglions sind **PSEUDOUNIPOLAR**. Sie leiten Informationen von der Peripherie ins Rückenmark.

6) Welche Aussage ist falsch?

A) Das Gehirn besitzt dreischichtig aufgebaute Venen mit Klappen.

B) Das Gehirn wird von der Vena carotis interna drainiert.

C) Im Meningealraum fließt das venöse Blut innerhalb der Sinus.

D) Das venöse Blut der Wange und der Orbita fließt über den Sinus cavernosus ab.

E) Die Sinus des Gehirns münden in die große Halsvene.

Antwort:

☒ Lösung Ⓑ

Lassen Sie sich nicht ins Bockshorn jagen, die Lösung ist oft einfacher als man meint. ***Sie sollten bei einer solchen Aufgabe (welche Antwort ist falsch ... ?) immer diejenige ankreuzen, von der Sie 100 %ig wissen, daß sie falsch ist.***

Ⓑ Nun - hat je irgendjemand etwas von einer Vena carotis interna gehört? Es gibt eine

- **Arteria** carotis interna, *und eine*
- Vena **jugularis** interna

☞ **ABER KEINE KREUZUNG AUS BEIDEN.**

Ⓐ **INNERHALB DES GEHIRNS** fließt das Blut natürlich in normal aufgebauten Venen. Die normale Vene besteht aus 3 Schichten: eine

- **INTIMA**, eine
- **MEDIA** und eine
- **ADVENTITIA**.

📖 **siehe Amtsarztfragen HERZ/KREISLAUF VORKLINIK.**

Eine normale Vene hat auch **KLAPPEN**, die aus einer **INTIMADUPLIKATUR** bestehen.

© **AUSSERHALB** des Gehirns sieht die Sache anders aus: jetzt fließt das Blut in **DURADUPLIKATUREN** weiter, den sog. **SINUS**.

Die Sinus des Gehirns sind **NICHT** dreischichtig aufgebaut, und ihnen **FEHLEN DIE KLAPPEN**.

☞ Also: nur das venöse Blut, das zwischen Schädelknochen und Gehirn, also im **LIQUORRAUM**, transportiert wird, fließt in den Sinus

➠ innerhalb des Gehirns gibt es ganz normale Venen.

Ⓔ Alle **SINUS** münden in die **VENA JUGULARIS INTERNA**

☞ einer schönen Vene mit Klappen und Allem, was so dazugehört.

Ⓓ Das venöse Blut des **GESICHTS**, besonders des **WANGEN**- und **STIRNBEREICHS** fließt zusammen mit dem venösen Blut der **ORBITA** ins **SCHÄDELINNERE**.

Es wird über den **SINUS CAVERNOSUS**, der im Bereich der Sella turcica liegt, in die **V. JUGULARIS INTERNA** weitergeleitet.

Klinisch ist diese Tatsache deshalb relevant, da sich **BAKTERIEN** von der Haut auf diesem Wege im Sinus cavernosus festsetzen können und, im Extremfall, eine Meningoencephalitis verursachen.

🕮 **siehe Amtsarztfragen HNO/AUGE.**

Also Finger weg von leichtsinnigen Manipulationen (*Pickel drücken, unvorsichtige Aknebehandlung*) im Gesichtsbereich oberhalb der Mundspalte.

In diesem Bereich ist **STRENGSTE ASEPSIS** (*chirugische Hygienekautelen!*) angesagt.

Eine **ENCEPHALITIS** endet immer mit einer **DEFEKTHEILUNG**!

🕮 **siehe Amtsarztfragen NERVENSYSTEM KLINIK.**

7) Beurteilen Sie beide Aussagen und die Verknüpfung:

Beim nicht entspannten Patienten sind sowohl Eigenreflexe als auch Fremdreflexe vermindert auslösbar,

weil

corticale Zentren die Binnenaktivität des Rückenmarks hemmen.

A) Beide Aussagen und die Verknüpfung sind richtig.
B) Beide Aussagen sind richtig.
C) Nur die erste Aussage ist richtig.
D) Nur die zweite Aussage ist richtig.
E) Keine Aussage ist richtig.

Antwort:

☒ Lösung Ⓐ

Bei den Reflexen unterscheidet man

- **EIGENREFLEXE**,
- **FREMDREFLEXE** und
- **PATHOLOGISCHE REFLEXE**.

Man beurteilt die

- **STÄRKE**, die
- **AUSLÖSBARKEIT** der Reflexe und ihre
- **SYMMETRIE**.

☞ **ASYMMETRISCH** auftretende Reflexe sind **NIE** normal.

ⓐ **EIGENREFLEXE** dienen der **AUFRECHTERHALTUNG DER MUSKELSPANNUNG** und sind auslösbar, wenn man die **SEHNE** oder den **MUSKEL** selbst **DEHNT**.

Eigenreflexe sind **NICHT ERMÜDBAR**.

Bei einer **SPASTIK** können die Eigenreflexe **GESTEIGERT** sein.

Eine pathologische Steigerung der Erregbarkeit des Muskels kann dazu führen, daß man bei einem Schlag auf die Sehne mehrere Zuckungen hinereinander erhält. Man nennt das einen

➠ **KLONUS**.

Bei einer echten Spastik kann sich ein **UNERSCHÖPFLICHER KLONUS** einstellen.

Beispiele für Eigenreflexe:

- **ASR** = Achillessehnenreflex (*betrifft den M. triceps surae*)
- **PSR** = Patellarsehnenreflex (*betrifft den M. quadriceps*)
- **BSR** = Bicepssehnenreflex (*betrifft den M. biceps brachii*)
- **TSR** = Tricepssehnenreflex (*betrifft den M. triceps brachii*)
- **RPR** = Radiusperiostreflex (*betrifft den M. brachioradialis*).

ⓑ **FREMDREFLEXE** stellen eine primitive **SCHUTZFUNKTION** dar.

Bestreichen der Haut führt zu einer Kontraktion des Muskels.

Fremdreflexe sind **ERMÜDBAR**.

Bei einer Störung der Rückenmarksbahnen (*auch z. B. bei einer Spastik*) sind die Fremdreflexe **VERMINDERT** auslösbar.

Beispiele für Fremdreflexe:

- **KORNEALREFLEX**
  Berühren der Cornea des Auges führt zu einem **REFLEKTORISCHEN LIDSCHLUSS**

- **WÜRGEREFLEX**
  Berührung des weichen Gaumens führt zu **WÜRGEIMPULSEN**

- **BAUCHHAUTREFLEX**
  Bestreichen der Bauchhaut führt zu einer **KONTRAKTION DES M. RECTUS ABDOMINIS**

- **CREMASTERREFLEX**
  Berührungsreiz an der Innenseite des Oberschenkels führt beim Mann zu einer **REFLEKTORISCHEN ANHEBUNG DES HODENS** (*M. cremaster*)

© **PATHOLOGISCHE REFLEXE** sind beim gesunden Erwachsenen **NICHT AUSLÖSBAR**. Sie sind ein Zeichen einer **PYRAMIDENBAHNSCHÄDIGUNG**. Ausnahme: im Säuglingsalter (*vor Reifung der Pyramidenbahn*) sind sie normal.

Beispiele für pathologische Reflexe:

- der **SAUGREFLEX** oder das „**ORALE SUCHEN**": Bestreichen der Lippen oder der Wangengegend führt zu automatischen Saugbewegungen, z. T. auch zum Festbeißen oder Saugen an dem reflexauslösenden Gegenstand.

  Bemerkenswert bei diesem Reflex ist der zufriedene Gesichtsausdruck des Patienten beim Saugen.

- **WARTENBERG-REFLEX**: beim Fingerhakeln mit den Fingern II bis V beugt sich das **DAUMENENDGLIED** kräftig nach palmar (*innen*).

- **BABINSKI-REFLEX**: Bestreichen der lateralen Fußsohle führt zu einer tonischen Hebung der **GROSSEN ZEHE**. Dieser Reflex ist das verläßlichste Pyramidenbahnzeichen.

  Die große Zehe bewegt sich auch bei einigen anderen „Kunstgriffen" tonisch nach oben:

  - **OPPENHEIM-REFLEX**: festes Bestreichen der Tibiakante
  - **GORDON-REFLEX**: Kneten der distalen Wadenmuskulatur
  - **SCHAEFER-ZEICHEN**: Druck auf die Achillessehne im unteren Drittel.

Bei den Eigen- und Fremdreflexen handelt es sich um Tests für die entsprechenden **RÜCKENMARKS-SEGMENTE** und, bei den Fremdreflexen, für die **VERBINDUNGSBAHNEN** dieser Segmente untereinander.

Das Rückenmark ist so aufgebaut, daß eine **REFLEXHIERARCHIE** besteht:

- der einfachste Reflex ist der **EIGENREFLEX**,
- der **FREMDREFLEX** ist schon komplizierter und
- noch komplizierter sind die Reflexe aus den **OBEREN ETAGEN**.

Es geht hier zu wie im richtigen Leben:

- die **EIGENAKTIVITÄT** der motorischen Vorderhornzelle wird modifiziert durch den **EIGENREFLEX-APPARAT**. *Wie Sie sich erinnern, ist der Eigenreflex für die Aufrechterhaltung der eingestellten Muskelspannung verantwortlich.*
- Wenn Berührungsimpulse von einem Hautsegment kommen (***FREMDREFLEX***) wird die Muskelspannung in diesem Sinne verändert. Impulse von anderen Segmenten verstellen quasi den Sollwert der Muskelspannung; der **EIGENREFLEX** sorgt nach der Neueinstellung wieder für die **KONSTANT-HALTUNG** dieses neuen Wertes.
- Impulse, die von oben kommen, Pyramidenbahn, Extrapyramidalbahn oder Kleinhirnimpulse greifen hier nochmal modifizierend ein.

Daraus ist ersichtlich, daß, je weniger Impulse von oben kommen, umso deutlicher die Funktion (*oder Fehlfunktion*) des Reflexapparats des Rückenmarks darstellbar ist.

Ergo: je **ENTSPANNTER** ein Patient ist, umso deutlicher sind die Eigen- und Fremdreflexe **AUSLÖSBAR** und **BEURTEILBAR**.

Da man einen Patienten nicht auf Kommando entspannen lassen kann, bedient man sich des Tricks, die übergeordneten Zentren abzulenken: man läßt den Patienten bei geschlossenen Augen die Finger ineinanderhakeln und dann, auf ein Kommando hin, kräftig ziehen (Jendrassik'scher Handgriff). Die ***Beinreflexe*** *sind dann deutlicher auslösbar.*

Wenn Sie die ***Armreflexe*** *prüfen wollen, können Sie den Patienten bitten, fest die Zähne aufeinander zu beißen.*

Diese Tricks nennt der Fachmann ***BAHNUNG.***

8) Sie untersuchen bei einem 28jährigen Patienten, der kurz vor einer schweren Prüfung steht, den Patellarsehnenreflex.

Welche Aussage/n ist/sind richtig?

a) Wenn Sie bei einem Schlag auf die Sehne über 10 Kontraktionen des M. quadriceps erhalten, ist das ein sicher pathologisches Zeichen.

b) Wenn Sie den Reflex auch auslösen können, indem Sie auf die Sehne oberhalb der Kniescheibe schlagen, handelt es sich um ein sicher pathologisches Zeichen.

c) Wenn Sie den Reflex trotz des Jendrassik'schen Handgriffs nicht auslösen können, handelt es sich um ein sicher pathologisches Zeichen.

d) Wenn sich beim Schlag auf die Quadricepssehne die große Zehe tonisch nach oben bewegt, handelt es ich um ein sicher pathologisches Zeichen.

e) Wenn sich beim Schlag auf die Quadricepssehne auch die Adduktoren kontrahieren, handelt es sich um ein sicher pathologisches Zeichen.

A) Alle Aussagen sind richtig.
B) Nur Aussagen a, b, d und e sind richtig.
C) Nur Aussagen a, c und d sind richtig.
D) Nur Aussagen a und d sind richtig.
E) Nur Aussagen c und e sind richtig.

Antwort:

☒ Lösung Ⓓ

Man sollte schon wissen, was man untersucht.

Es ging hier um den Eigenreflex und wir können wohl davon ausgehen, daß unser junger Patient wegen der bevorstehenden Prüfung nervös ist. Es dreht sich also jetzt darum, ***was gilt noch als normal und was nicht****.*

ⓐ Ein ausgeprägter **KLONUS**, der allerdings in unserem Beispiel erschöpflich ist (*da er von alleine wieder aufgehört hat*), ist ein Zeichen einer **PATHOLOGISCH GESTEIGERTEN ERREGBARKEIT**.

Ein Klonus ist nicht mehr nur mit Nervosität zu erklären.

☞ *Ein nervöser Mensch hätte vielleicht eine besonders kräftige und ausgeprägte Muskelzuckung als Antwort auf die Sehnendehnung, aber immer nur* ***eine*** *Muskelkontraktion!*

ⓑ Hier handelt es sich um eine sogenannte **VERBREITERTE REFLEXZONE**.

Solche Patienten bekommen Sie, wenn Sie immer schön artig waren, denn hier ist es ziemlich egal, ob Sie auch wirklich genau den klassischen Sehnenpunkt treffen oder nicht.

Verbreiterte Reflexzonen sagen nur aus, daß der Muskel auch schon auf schwache Dehnungsreize anspricht; der Eigenreflexapparat ist einfach sehr **EMPFINDLICH** eingestellt.

Verbreiterte Reflexzonen alleine haben **KEINEN KRANKHEITSWERT**; sie sind mit **NERVOSITÄT** zu erklären. (*Anders wäre es z. B., wenn gleichzeitig ein Klonus auftreten würde*!).

ⓒ Bei manchen Patienten kann man **KEINE EIGENREFLEXE** auslösen, auch nicht mit der ganzen Palette der gängigen Tricks.

*Vermutlich bekommen Sie solche Patienten, wenn Sie **nicht** artig gewesen waren. Man zweifelt da schon manchmal ernsthaft an sich selbst.*

*Meistens sind die Patienten einfach **VERSPANNT**, oder auch nur **GESPANNT**, was da auf sie zukommt. Am besten versuchen Sie es in der folgenden Woche nochmal.*

☞ *Besonders, wenn die Reflexe **beidseits** nicht auslösbar sind, handelt es sich meistens nicht um eine echte, klinische Areflexie.*

Wenn Sie in der folgenden Woche immer noch keine Reflexe auslösen können,

- *werfen Sie entweder Ihren Reflexhammer weg, oder*
- *machen Sie nochmal einen Untersuchungskurs oder*
- *schicken Sie den Patienten zum Neurologen, damit dieser die Nervenleitgeschwindigkeit mißt und ein **EMG** (Elektromyogramm) schreibt.*

ⓓ Die **GROSSE ZEHE** hat in Streckstellung (*also nach oben*) einfach nichts zu suchen (*stellen Sie sich das mal in einem Schuh vor - das sieht einfach unmöglich aus*).

Eine **TONISCHE HEBUNG DER GROSSEN ZEHE** ist immer als ein **PYRAMIDENBAHNZEICHEN** zu interpretieren - egal von welchen Hautareal man die Reaktion ausgelöst hat.

Im klassischen Fall (***BABINSKI-ZEICHEN***) kann man durch Bestreichen der lateralen Fußsohle die Hebung der Großzehe auslösen, aber im Prinzip ist auch das gesamte Hautareal des Unterschenkels dafür gut. In manchen Fälle kann man die Reaktion auch schon von der Oberschenkelhaut auslösen.

Hier handelt es sich also sicher um ein **PATHOLOGISCHES ZEICHEN**.

ⓔ Man spricht hier von einer **REFLEXSTEIGERUNG**: bei der Prüfung der Eigenreflexe kontrahieren sich auch Muskeln, die gar nicht gemeint waren.

Hier gilt das Gleiche wie bei den verbreiterten Reflexzonen: solange die Reflexsteigerung das einzige Symptom ist, lacht man herzlich mit dem Patienten (Lachen baut die Nervosität ab), und kontrolliert den Befund nach einiger Zeit, z. B. nachdem unser Patient die Prüfung abgelegt hat. Eigentlich müßten die Reflexe und der Patient jetzt wieder normal sein.

9) Welche Aussage/n ist/sind richtig?

Folgende Strukturen sind bei dem Achillessehnenreflex mit beteiligt:

a) die Wurzel S_1
b) die pseudounipolaren Ganglienzellen im Spinalganglion
c) die motorischen Vorderhornzellen
d) der Nervus ischiadicus
e) die Muskelspindeln des M. tricpes surae

A) Alle Aussagen sind richtig.
B) Nur Aussagen b, c und e sind richtig.
C) Nur Aussagen a, c und e sind richtig.
D) Nur Aussagen b, c und d sind richtig.
E) Nur Aussagen c und d sind richtig.

Antwort:

☒ Lösung Ⓐ

Fieseln wir nochmal auseinander:

Der **ACHILLESSEHNENREFLEX** ist ein **EIGENREFLEX**.

ⓔ **REZEPTOREN** für den Eigenreflex sind die **SEHNEN- UND MUSKELSPINDELN**, in unserem Fall die

- ➠ Sehnenspindel der **ACHILLESSEHNE** und die
- ➠ Muskelspindeln im **M. TRICEPS SURAE**.

ⓑ Die Rezeptoren sind Signalwandler: sie wandeln eine bestimmte Muskelspannung in ein Nervensignal um. Dieses Signal wird vom Dendriten einer afferenten Zelle aufgenommen und zum Hinterhorn des Rückenmarks weitergeleitet.

📖 *Wissen Sie noch?*

☞ Es handelt sich hier um die **PSEUDOUNIPOLAREN GANGLIENZELLEN** des **SPINALGANGLIONS**.

Das Spinalganglion enthält die Nervenzellkörper sensibler Zellen und liegt in der **HINTERWURZEL** eines jeden Rückenmarksegments. Die Zellen des Spinalganglions haben einen **SEHR LANGEN DENDRITEN**, der bis in die Peripherie reicht, und oft einen **KURZEN NEURITEN**, der das Spinalganglion mit Zellen des Hinterhorns verbindet.

© Im Rückenmark wird das Signal umgeschaltet auf die entsprechende Zelle des **MOTORISCHEN VORDERHORNS**.

Das spielt sich beim Eigenreflex alles im gleichen Segment ab (*unisegmentaler Reflex*).

Die Umschaltung erfolgt über eine Zwischenzelle,

➠ der **RENSHAW-ZELLE**.

Hintergründe: die Zellen der Vorderhörner sind unheimlich fleißig; wären sie keiner Hemmung unterworfen, würden sie Tag und Nacht feuern und der Muskel wäre ständig kontrahiert. Da so etwas unnormal ist, gibt es die **RENSHAW-ZELLE**: sie hemmt den Aktivitätsdrang des α-Motoneurons.

Alle Strukturen, die die Aktivität des α-Motoneurons modifizieren wollen, greifen an der Renshaw-Zelle an: wenn man den Muskeltonus verstärken will, hemmt man die Renshaw-Zelle und steigert damit die Aktivität der motorischen Vorderhornzelle.

☞ Also: unsere Hinterhornzelle, die soeben die Nachricht erhalten hat, daß die Muskelspindel gedehnt worden ist, hemmt die Renshaw-Zelle und induziert damit die **KONTRAKTION DES MUSKELS** - die sichtbare Reflexantwort!

Bei der nächsten Rückmeldung, die zum Inhalt hat, daß die Muskelspindel nicht mehr gedehnt ist, entfällt die Hemmung - der alte Muskeltonus regelt sich wieder ein.

ⓐ Die motorischen Impulse verlassen das Rückenmark mit dem entsprechenden Spinalnerv

☞ in unserem Fall mit dem **SPINALNERV S_1**.

Die **RAMI VENTRALIS** der Spinalnerven von Th_{12} bis CO_{1-3} (*Steißbeinsegmente*) bilden den **PLEXUS LUMBOSACRALIS**, aus dem die Nerven für die untere Extremität und den Beckenboden hervorgehen.

Aus dem Plexus lumbosacralis entspringen u. a. folgende Nerven:

- **N. ILIOHYPOGASTRICUS, N. SUBCOSTALIS, N. ILIOINGUINALIS** für die Bauchwand

  🕮 **siehe Amtsarztfragen NIERE**
- der **N. OBTURATORIUS**, der die Adduktoren innerviert,
- der **N. FEMORALIS**, der den **M. ILIOPSOAS** und den **M. QUADRICEPS** innerviert

ⓓ
- der **N. ISCHIADICUS** mit seinem Ästen
  - **N. PERONÄUS** (*Streckmuskeln des Fußes*) und
  - **N. TIBIALIS**, der die Fußbeuger innerviert
- der **N. PUDENDUS**, der den Beckenboden versorgt.

10) Ordnen Sie zu:

A) Dendriten
B) Neuriten

1) afferent
2) Initialsegment
3) motorische Endplatte
4) moduliert die Tätigkeit des Neurons
5) enthält im Durchschnitt 1000 Synapsen
6) in der Regel nur einfach (*1x*) pro Nervenzelle ausgebildet

Antwort:

☒ Ⓐ ①④⑤
☒ Ⓑ ②③⑥

Eine **NERVENZELLE** (*Neuron*) besteht aus dem

- Nervenzellkörper und
- vielen Fortsätzen.

① Fortsätze, die **INFORMATIONEN** dem Nervenzellkörper **ZUFÜHREN**, also **AFFERENTE FORTSÄTZE**, heißen **DENDRITEN**.

Die Dendriten nehmen Informationen aus der Umwelt auf; aus

- **REZEPTORZELLEN** oder von
- anderen **NERVENZELLEN**.

Im Zellkörper, der eigentlichen Nervenzelle, werden alle eingehenden Informationen **VERRRECHNET** und, quasi als Schlußfolgerung des Ganzen, resultiert ein bestimmtes **AKTIVITÄTSNIVEAU DER ZELLE**.

④ Man kann also formulieren, daß die Dendriten, bzw. die Informationen, die sie vermitteln, die Tätigkeit und die Aktivität der Nervenzelle modifizieren.

⑤ **DENDRITEN** haben in der Regel eine irrsinnig **GROSSE ANZAHL VON KONTAKTSTELLEN** (*Synapsen*).

Eine Zelle kann bis zu **10.000 SYNAPSEN** an ihren Dendriten besitzen; jede Synapse bringt unterschiedliche Informationen, die alle gegeneinander verrrechnet werden müssen!
Im Durchschnitt hat eine Nervenzelle tatsächlich 1000 Synapsen; wichtig ist für Sie, daß die Eingänge, also die Synapsen an den Dendriten immer um ein Vielfaches mehr sind als die Ausgangssynapsen (*Verhältnis 250 : 1*).

➠ Eine Zelle „hört" sich also viele „Meinungen" aus der Umgebung an und bildet sich dann **eine** eigene „Meinung".

☞ Derjenige Fortsatz, der die Quintessenz der „Meinung" der Zelle weiterleitet, ist das **AXON** (*der Neurit*).

② Den **NEURITEN** erkennt man daran, daß er am Ursprung am Zellkörper das sog. **INITIALSEGMENT**, bzw. den **URSPRUNGSKEGEL** aufweist.

- Der **URSPRUNGSKEGEL** ist ein Zellabschnitt, der frei von **NISSL-SCHOLLEN** ist.
  Die Nissl-Schollen stellen ein rauhes endoplasmatisches Retikulum dar, und sind Ausdruck des starken Proteinstoffwechsels der Zelle.

- Das **INITIALSEGMENT** ist derjenige Abschnitt des Neuriten, der noch nicht von einer **MARKSCHEIDE** umgeben ist.

⑥ In aller Regel gibt es pro Zelle **einen** Neuriten, der sich allerdings am distalen Ende in **KOLLATERALE** aufspalten kann.

③ Am distalen Ende tragen die Neuriten Kontakstellen, also **SYNAPSEN**.

Wenn der Nerv an einer **SKELETTMUSKELFASER** endet (*die motorischen Vorderhornzellen*) wird eine spezielle Synapse ausgebildet,

➠ die **MOTORISCHE ENDPLATTE** .

☞ Die motorische Endplatte hat als Überträgersubstanz **ACETYLCHOLIN**.

11) Welche Aussage/n zur Synapse ist/sind richtig?

a) Zwischen der präsynaptischen und der postsynaptischen Membran liegt der synaptische Spalt.

b) Die postsynaptische Membran ist mit Rezeptoren besetzt.

c) Synapsen können sowohl anregend als auch hemmend sein.

d) Nicht-assoziatives Lernen stellt eine Form der Synapsenanpassung dar.

e) Nach einer Depolarisation setzt die präsynaptische Membran Neurotransmitter frei.

A) Alle Aussagen sind richtig.
B) Nur Aussagen a, b, d und e sind richtig.
C) Nur Aussagen a, c, d und e sind richtig.
D) Nur Aussagen a, b und e sind richtig.
E) Nur Aussagen c und d sind richtig.

Antwort:

☒ Lösung Ⓐ

Eine **SYNAPSE** ist eine Verbindungsstelle des Nerven. Mittels Synapsen kann der Nerv mit

- **ERFOLGSORGANEN** (*Muskeln, Drüsen etc.*) oder auch mit
- **ANDEREN NERVEN** in Kontakt treten.

Es gibt ➠ **VIELE SYNAPSEN** an den (*zahlreichen*) ● **DENDRITEN** einer Zelle,
und ➠ **WENIGE SYNAPSEN** am ● **NEURITEN** einer Zelle.

Bei der Synapse rücken sich die beiden Zellen sehr eng auf den Pelz; es bleibt zwischen ihnen nur noch der sehr schmale **SYNAPTISCHE SPALT** übrig.

ⓐ Eine Synapse besteht also aus

- der Membran der informations**sendenden** Zelle (*mit der **PRÄSYNAPTISCHEN MEMBRAN***),
- der Membran der informations**empfangenden** Zelle (*mit der **POSTSYNAPTISCHEN MEMBRAN***) und
- dem schmalen Zwischenraum zwischen beiden, dem **SYNAPTISCHEN SPALT**.

💡 Die präsynaptische Zelle enthält **VESIKEL**, die **NEUROTRANSMITTER** speichern, denn der synaptische Spalt kann nur von chemischen Botenstoffen überbrückt werden, nicht aber von der elektrischen Erregung eines Aktionspotentials.

ⓔ Wenn ein **AKTIONSPOTENTIAL** ankommt, werden die Vesikel unter Zuhilfenahme von **CALCIUM-IONEN** in den synaptischen Spalt entleert; die **NEUROTRANSMITTER** überqueren den Spalt und können an der postsynaptischen Membran andocken.

ⓑ Die postsynaptische Membran besitzt zu diesem Zweck **REZEPTOREN** an denen die Neurotransmitter sich anlagern können.
Wenn genügend Rezeptoren besetzt sind, induziert das an der **POSTSYNAPTISCHEN MEMBRAN** eine **ÄNDERUNG DES MEMBRANPOTENTIALS**.

ⓒ Welcher Art diese Änderung ist, hängt u. a. auch von den Rezeptoren ab: es gibt

- **HEMMENDE** (*hyperpolarisiernde*) Synapsen und
- **ANREGENDE** (*depolarisiernde*) Synapsen.

ⓓ **SYNAPSEN** sind auch an **LERNVORGÄNGEN** beteiligt.

💡 Beim Eintreffen eines **AKTIONSPOTENTIALS** wird **CALCIUM** in die präsynaptische Zelle eingeschleust. Nach der Ausschüttung der Neurotransmitter wird das Calcium wieder hinauskomplimentiert.

☞ Es kann eine **SERIE VON AKTIONSPOTENTIALEN** aber dafür sorgen, daß mit jeder Transmitterausschüttung noch ein **REST CALCIUM** in der Zelle verbleibt. Der Calciumgehalt wird immer größer, die Neurotransmitter werden **IMMER LEICHTER AUSGESCHÜTTET**, die Synapse leitet immer leichter Informationen weiter. Man bezeichnet das als „Bahnung durch **SYNAPTISCHE POTENZIERUNG**".

☞ **LANGE SERIEN** von Aktionspotentialen sorgen jedoch dafür, daß die Vesikel irgendwann alle leer sind, und keinen Neurotransmitter mehr enthalten. Wenn jetzt ein Aktionspotential ankommt, führt das nicht zu einer synaptischen Reaktion - es erfolgt keine Reaktion. Man bezeichnet das als „**GEWÖHNUNG**" oder „**HABITUATION**".

💡 *Eine **HABITUATION** ist z. B. daran beteiligt, daß man nach einiger Zeit keine (gleichbleibenden) Gerüche mehr wahrnimmt.*

12) Beurteilen Sie beide Aussagen und die Verknüpfung:

Die Cholinesterase begrenzt die Wirkung des Neurotransmitters an der motorischen Endplatte,

weil

die Cholinesterase Acetylcholin im synaptischen Spalt inaktiviert.

A) Beide Aussagen und die Verknüpfung sind richtig.
B) Beide Aussagen sind richtig.
C) Nur die erste Aussage ist richtig.
D) Nur die zweite Aussage ist richtig.
E) Keine Aussage ist richtig.

Antwort:

☒ Lösung Ⓐ

Ein **NEUROTRANSMITTER**, der schließlich und endlich im synaptischen Spalt gelandet ist, muß schleunigst wieder **INAKTIVIERT** werden, um eine schnelle Reaktionsfähigkeit des Systems zu gewährleisten.

Eine Inaktivierung kann entweder

- durch eine **SPALTUNG** des Neurotransmitters geschehen oder
- durch eine **WIEDERAUFNAHME** in die präsynaptische Zelle („Recycling").

Hier ist von der **MOTORISCHEN ENDPLATTE** die Rede, der Synapse zwischen quergestreiftem Muskel und Nerv. (*Diese Synapse ist am besten erforscht.*)

Überträgerstoff der motorischen Endplatte ist das **ACETYLCHOLIN**; es wird inaktiviert durch das Enzym **CHOLINESTERASE**, das sich im synaptischen Spalt befindet.

Die Cholinesterase spaltet das Acetlycholin in Acetyl- und -Cholin; beide Stoffe üben auf den postsynaptischen Rezeptor **KEINE WIRKUNG** mehr aus.

Die Cholinesterase ist ein sehr schnelles Enzym; die meisten Transmitterstoffe, die von der präsynaptischen Membran ausgeschüttet werden, erreichen gar nicht erst die postsynaptische Membran mit ihren Rezeptoren.

Es gibt eine **AUTOIMMUNERKRANKUNG**, die die motorische Endplatte betrifft und bei der speziell die Rezeptoren auf der postsynaptischen Skelettmuskelmembran zerstört werden.

Die Erkrankung heißt **MYASTHENIA GRAVIS** und macht sich durch eine **ABNORME ERMÜDBARKEIT** der Muskulatur bemerkbar. Die Muskelermüdungserscheinungen verstärken sich im Laufe des Tages und zeigen sich im Anfang besonders an den **AUGENLIDHEBERN**.

Falls Sie sowas auch schon bei sich festgestellt haben, handelt es sich aber wahrscheinlich um eine zentrale Ermüdung.

Man therapiert diese Erkrankung durch ein Pharmakon, das die Aktivität der **CHOLINESTERASE HEMMT**.

Eine andere Erkrankung, die die Übertragung an der neuromuskulären Endplatte betrifft, kennen Sie auch: die

➡ **BOTULINUSTOXINVERGIFTUNG**.

Das Toxin hemmt die Freisetzung des Neurotransmitters an der präsynaptischen Membran, damit kommt es zu **SCHLAFFEN LÄHMUNGEN**.

siehe Amtsarztfragen INFEKTIONSKRANHEITEN.

CURARE ist ein Antagonist zu Acetylcholin: dieser Stoff kann sich zwar an die postsynaptischen Rezeptoren binden, löst jedoch keine Reaktion an der postsynaptischen Membran aus. Es kommt daher ebenfalls zu **SCHLAFFEN LÄHMUNGEN**.

13) Welche Aussage ist falsch?

A) Gliazellen dienen der Aufrechterhaltung des Ionenmilieus im ZNS.

B) Oligodendroglia-Zellen bilden die Markscheide peripherer Nervenzellen.

C) Die Mikroglia (*Hortega-Zellen*) haben eine Phagozytosefunktion.

D) Beim Zerfall von Nervenzellen kann sich eine Glianarbe ausbilden.

E) Die Zellen des Epithels des Plexus choroideus gehören ebenfalls zu den Gliazellen.

Antwort:

☒ Lösung Ⓑ

Die Gliazellen gehören zu den Nervenzellen wie der Senf zu der Wurst. Allerdings entsprechen die Gliazellen eigentlich der Wurst und die Nervenzellen dem Senf: es gibt 10 mal so viel Gliazellen wie Nervenzellen.

Ⓐ **GLIAZELLEN**
- wachen über die **IONENVERTEILUNG** im Nervensystem,
- bilden **MARKSCHEIDEN** und
- fungieren als **STÜTZZELLEN**.

- Die **KONSTANTHALTUNG DES IONENMILIEUS** ist wohl die wichtigste Aufgabe:

Sie wissen, daß bei einem Aktionspotential Natriumionen aus dem Extrazellularraum einströmen, und Kaliumionen aus dem Intrazellularraum ausströmen.

Stellen Sie sich das Desaster vor, wenn auf einmal zuwenig Natriumionen und/oder zuviel Kaliumionen im Extrazellularraum wären. Auch das Umgekehrte ist für einen regelrechten Ablauf eines Aktionspotentials nicht sinnvoll.

In dem Moment, wo die Ionenverteilung im Extrazellularraum nicht mehr gewährleistet ist, kommt es entweder zum Erliegen der Nervenaktion oder zu einem Kurzschluß; der Kurzschluß führt zu der Erkrankung **EPILEPSIE**.

Ⓓ Nervenzellen können sich aufgrund der Spezialisierung nicht mehr teilen; wenn also Nervenzellen zugrunde gehen, resultiert eine **NARBE**. Da es im ZNS keine Fibroblasten gibt, wird diese Aufgabe von den Gliazellen übernommen. (*Gliazellen sind noch teilungsfähig.*)

Man unterscheidet die

- **MAKROGLIA-ZELLEN** (*die **ASTROZYTEN***), die
- **OLIGODENDROZYTEN-GLIA** und die
- **MIKROGLIA**.

- Die **MAKROGLIA** wacht in erster Linie über das Ionenmilieu
- Die **MIKROGLIA** hat eine Phagozytosefunktion.
- Ⓑ Die **OLIGODENDRO-GLIA** bildet Markscheiden der Nervenfasern **IM ZNS**.

☞ Die **PERIPHEREN ZELLEN** haben eine Umhüllung aus **SCHWANN'SCHEN ZELLEN**!

Ⓒ Die **MIKROGLIA** heißt auch **HORTEGA-GLIA**.

Die Hortega-Glia ist amöboid beweglich, kann phagozytieren und hat damit Schutz- und Abräumfunktion. Die Hortega-Zellen phagozytieren natürlich wesentlich langsamer und weniger aggressiv als die Makrophagen des Körpers.

Deshalb sind Infektionen des ZNS auch sehr viel schwerwiegender als im übrigen Körper; Viren können z. T. lebenslang im ZNS persistieren.

Ⓔ **EPENDYMZELLEN** kleiden die Hirnventrikel und den Zentralkanal des Rückenmarks aus. Sie umhüllen auch die Kapillarschlingen, die den Liquor produzieren: die **PLEXUS CHOROIDEI**.

☞ Auch sie gehören zu den Gliazellen.

14) Nennen Sie 5 Neurotransmittersubstanzen!

Antwort:

☒ Acetylcholin,
☒ Adrenalin,
☒ Noradrenalin,
☒ Dopamin,
☒ Serotonin

TRANSMITTERSUBSTANZEN sind Überträgerstoffe der **SYNAPSE**.

Die **WIRKUNG** eines Transmitterstoffs ist abhängig von dem **REZEPTOR**; d. h. ein Transmitterstoff kann sowohl in einer

- **hemmenden** als auch in einer
- **anregenden** Synapse verwendet werden.

Beispiele:

① **ACETYLCHOLIN**.

Dieser Klassiker wird in der **MOTORISCHEN ENDPLATTE** verwendet und durch die **CHOLINESTERASE** inaktiviert.

Aber auch der **PARASYMPATHICUS** verwendet Acetylcholin.

☞ Acetylcholin wird inaktiviert durch die Cholinesterase.

② **NORADRENALIN, ADRENALIN, DOPAMIN**

Alle 3 Stoffe sind chemisch verwandt; die Stoffgruppe heißt **KATECHOLAMINE**.
Katecholamine werden beim **SYMPATHIKUS** verwendet.
DOPAMIN wird aber auch von der **SUBSTANTIA NIGRA** (***NUCLEUS NIGER***) im Mittelhirn ausgeschüttet.

Der Nucleus niger gehört zum extrapyramidalmotorischen System.

☞ Katecholamine werden inaktiviert durch die **MONO-AMIN-OXIDASE** (**MAO**).

③ **SEROTONIN**

Serotonin regelt z. B. die Peristaltik des Darms
🕮 **siehe Amtsarztfragen VERDAUUNGSSYSTEM KLINIK**

④ **γ-AMINO-BUTTERSÄURE** (***GABA***) wird häufig bei **HEMMENDEN** Synapsen im ZNS verwendet.

⑤ **GLUTAMAT** wird häufig bei **ERREGENDEN** Synapsen im ZNS verwendet.

15) Unter welchen Umständen ist damit zu rechnen, daß sich periphere Nerven nach einem Trauma wieder regenerieren können?

Beschreiben Sie die Regeneration eines peripheren Nerven!

Antwort:

☒ Wenn der Zellkörper der Nervenzelle noch intakt ist, kann das Axon erneut auswachsen.
☒ Die Hüllzellen des zerfallenen Axons bilden die Leitschiene, an der sich der neue Sproß orientiert.

➠ **AXONE**, die sich in die Peripherie des Körpers vorwagen sind gut geschützt: jedes Axon besitzt außer seinen

- **HÜLLZELLEN** (*Markscheide, Schwann'sche Zellen*) einen
- **ENDONEURIUMSCHLAUCH**.

➠ Mehrere Endoneuriumschläuche sind von einer weiteren Umhüllung zusammengefaßt, dem

➠ **PERINEURIUM**.

Das Perineurium stellt die **STOFFWECHSELBARRIERE** zum Nerv dar.

➠ Mehrere Perineuriumschläuche sind wieder zusammengefaßt durch eine **EPINEURIUMMEMBRAN**.

Sie ist sehr fest und enthält Blut- und Lymphgefäße.

Die **NERVENREGENERATION** ist eine Angelegenheit des gesamten Endoneuriums (*natürlich mit Inhalt*).
Bei einem Schnitt-Trauma des Axons geht sowohl der proximale als auch der distale Abschnitt des Axons zugrunde. Solange der **ZELLKÖRPER** noch intakt ist, kann eine **REGENERATION** erfolgen.

Der Zellkörper macht histologisch sichtbare Veränderungen durch, die auf die Regeneration hinweisen *Dendriten und afferente Synapsen werden reduziert, die Nissl-Schollen zerfallen, der Kern rundet sich ab*.

Die Markscheide und das Axon zerfällt in den nächsten 14 Tagen, die peripheren Synapsen gehen zugrunde.

Die Endoneuriumscheide und die überlebenden Schwann'schen Zellen bilden jetzt **BÄNDER** (*Hanken-Büngner-Bänder*), die dem aussprossenden Axon den **WEG WEISEN**, während andere Zellen aus der Endoneuriumscheide das alte Axon phagozytieren, um dem neuen Axon den Weg freizumachen.

Das neue Axon wächst recht flott: bis zu 3 mm am Tag. Dort, wo das neue Axon den übriggebliebenden Schwann'schen Zellen anliegt, beginnen die Schwann'schen Zellen eine **NEUE MARKSCHEIDE** zu bilden.

Da die Neuriten mitunter sehr lang sein können (*1,20 m*) kann es Monate dauern, bis der Nerv wieder funktioniert.

Bei einer **NERVENNAHT** werden die Perineuriumschläuche so dicht wie möglich zusammengenäht. Damit ist die Chance größer, daß das aussprossende Axon seinen richtigen Platz wiederfindet.

Da es im **ZNS** (*Gehirn und Rückenmark*) keine Endoneuriumschläuche gibt, ist eine **REGENERATION** von durchtrennten Neuriten nicht mehr möglich. Es resultiert immer eine **GLIANARBE**.

16) Welche Aussage/n zu den Eigenreflexen ist/sind richtig?

a) Eigenreflexe sind ermüdbar.

b) Das afferente Neuron ist die pseudounipolare Ganglienzelle des Spinalganglions.

c) Die efferente Zelle verwendet als Überträgersubstanz Acetylcholin.

d) Der Eigenreflex ist ein polysegmentaler Reflex.

e) Eigenreflexe können bei der Spastik gesteigert sein.

A) Alle Aussagen sind richtig.
B) Nur Aussagen b, c und e sind richtig.
C) Nur Aussagen a, d und e sind richtig.
D) Nur Aussagen b, c, und d sind richtig.
E) Nur Aussagen b und c sind richtig.

Antwort:

☒ Lösung Ⓑ

EIGENREFLEXE dienen dem Aufrechterhalten einer, von höheren Zentren eingestellten **MUSKEL-SPANNUNG**.

ⓐ Eigenreflexe sind daher **NICHT ERMÜDBAR**, da man sonst damit rechnen müßte, daß irgendein wichtiger Muskel plötzlich den Tonus verliert und Feierabend macht.
(*Denken Sie nur an den Beckenbodenmuskel - peinlich, peinlich.*)

ⓑ Eigenreflexe bestehen aus einer **AFFERENTEN SEITE** (*informationszuführend*), die die Information über die Spannung der Muskel- oder Sehnenspindel ans Rückenmark weiterleitet. Alle afferenten Zellen, die nicht zum vegetativen Nervensystem gehören, sitzen im **SPINALGANGLION** und heißen

➠ **PSEUDOUNIPOLARE GANGLIENZELLEN**

📖 **siehe Frage # 5**

ⓓ Die Information wird im **GLEICHEN RÜCKENMARKSSEGMENT** bearbeitet; man spricht daher von einem

➠ **UNISEGMENTALEN REFLEX**.

*Ein **polysegmentaler Reflex** ist der Fremdreflex: hier beantwortet ein anderes Rückenmarkssegment den Reiz.*

ⓒ Die **EFFERENTE ZELLE** ist also ein **α-MOTONEURON** des gleichen Segments; sie zieht zum **SKELETTMUSKEL**, dessen Muskel- oder Sehnenspindeln für die Afferenz verantwortlich waren. Die Synapse Nerv-Skelettmuskel ist immer eine motorische Endplatte und hat als Überträgersubstanz - *na was?* -

➠ **ACETYLCHOLIN**.

ⓔ Bei einer **SPASTIK** liegt ein Kleinhirn-Innervationsmuster vor.

Alle, der Schwerkraft entgegengerichteten Muskeln haben einen

- hohen Tonus und eine
- hohe „Empfindlichkeit“ bei Veränderungen der Muskelspannung.

Deshalb wird jetzt eine Dehnung der Sehne z. B. überschießend beantwortet: anstatt **einer** Muskelzuckung erhält man gleich **mehrere**, ein ...

➠ **KLONUS**.

Ein Klonus ist immer pathologisch.

Als zusätzliche Befunde können noch **VERBREITERTE REFLEXZONEN** und eine **REFLEX-STEIGERUNG** auftreten; beide Befunde sind, für sich alleine jedoch nicht zu verwerten. Sie unterstützen eher den Befund „Klonus“ ... ➠ Verdacht auf **SPASTIK**.

siehe Frage # 8

17) Welche Aussage zu den Fremdreflexen ist falsch?

A) Fremdreflexe sind ermüdbar.

B) Die Afferenz wird über die pseudounipolaren Ganglienzellen des Spinalganglions geleitet.

C) Die efferenten Bahnen benutzen als Überträgersubstanz Acetylcholin.

D) Fremdreflexe sind unisegmental.

E) Fremdreflexe sind auch ohne Mitwirkung des Gehirns auszulösen.

Antwort:

☒ Lösung Ⓓ

Ⓓ **FREMDREFLEXE** sind natürlich **POLYSYNAPTISCH**, d. h. sie laufen über **MEHRERE RÜCKENMARKSSEGMENTE**.

Ⓔ Fremdreflexe sind eine Leistung des **RÜCKENMARKS**; man testet bei den Fremdreflexen die Zusammenarbeit der verschiedenen Rückenmarkssegmente.

*Erinnern Sie sich an **Frage # 7**?*

- Die quasi unterste Stufe in der Reflexhierarchie ist der **EIGENREFLEX**; er benötigt nur eine **SEGMENTEBENE**.
- Die zweite Stufe ist der **FREMDREFLEX**; er benötigt **MEHRERE EBENEN** des Rückenmarks und pfropft sich auf die Eigenreflexschleife auf.
- Die **KLEINHIRNBAHN** ist die nächst höhere Stufe, dann kommt die
- **EXTRAPYRAMIDALBAHN** und die
- **PYRAMIDENBAHN**.

Ansonsten bleibt alles beim Alten:

Ⓑ Alle **AFFERENZEN**, die zum Hinterhorn des Rückenmarks geleitet werden, und die nicht zum vegetativen Nervensystem gehören, laufen über lange **DENDRITEN** der **PSEUDOUNIPOLAREN GANGLIENZELLE** des Spinalganglions.

Das **HINTERHORN** hat bei den eingehenden Afferenzen prinzipiell 3 Möglichkeiten:

① Das Hinterhorn schaltet dem Impuls auf die **RENSHAW-ZELLE**

➠ daraus resultiert ein **EIGENREFLEX**.

② Das Hinterhorn fungiert als **SCHALTZELLE** und kann den Impuls

- entweder auf der gleichen Seite an mehrere andere Rückenmarkssegmente weitergeben

  ➠ daraus resultiert der **FREMDREFLEX**.

- Oder die Schaltzelle des Hinterhorns kann den Impuls **SEGMENTAL** auf die **ANDERE SEITE DES RÜCKENMARKS** geben, wie es z. B. bei der **SCHMERZ- UND TEMPERATURBAHN** der Fall ist. Diese Impulse können dann entweder ignoriert werden, oder auch nach oben, in die Formatio reticularis geschaltet werden.

③ Im Hinterhorn landet der Impuls bei einer **STRANGZELLE**: sie gibt den Impuls an höhere Zentren weiter.

④ Lange Neuriten der pseudounipolaren Ganglienzellen können auch am Hinterhorn vorbei und **DIREKT** in die **HINTERSTRÄNGE** münden. Diese Bahn wird nicht noch einmal umgeschaltet.

© Die **EFFERENZEN** eines Reflexes bestehen wieder in **MUSKELAKTIONEN**; alle Muskelaktionen werden von Neuronen der **VORDERHÖRNER** gesteuert.

☞ Also läuft jede Reflexefferenz über das **α-MOTONEURON** (*die Eigenreflexe, die Fremreflexe und die pathologischen Reflexe*). Jede Reflexantwort **ENDET** also **AN DER MOTORISCHEN ENDPLATTE** mit dem Neurotransmitter **ACETYLCHOLIN**.

Ⓐ Fremdreflexe verarbeiten leichte **HAUTREIZE** und beantworten sie mit einer **MUSKELAKTION**. Bei wiederholten leichten Hautreizen ermüden Fremdreflexe (*im Gegensatz zu den Eigenreflexen*) - *sonst müßten wir, wenn wir Kleidung anhaben, permanent unter Muskelzuckungen leiden.*

18) Beschreiben Sie den anatomischen Aufbau des Kleinhirns!

Antwort:

☒ Das Kleinhirn besteht aus dem Kleinhirnwurm und 2 Hemisphären. Beide Hemisphären sind durch die Brücke verbunden. Die graue Substanz ist in der Kleinhirnrinde und in basal liegenden Kernen angeordnet; im Querschnitt sieht das Kleinhirn wie ein Lebensbaum aus (*Arbor vitae*).

Die Aufgabe des **KLEINHIRNS** ist die **STATISCHE REGULATION** und die **KORRELATION VON BEWEGUNGEN**.

Das Kleinhirn liegt unter dem

- **TENTORIUM** (*einer Duraduplikatur*) und damit unter dem
- **OCCIPITALLAPPEN** des Großhirns.

- Der älteste Teil des Kleinhirns ist der **KLEINHIRNWURM** (*Vermis cerebelli*).

➨ Der Wurm verarbeitet und speichert hauptsächlich die Afferenzen des **LABYRINTHORGANS**.

Der Wurm liegt mittig, also zwischen den beiden Hemisphären.

- Die beiden **HEMISPHÄREN** enthalten Kerne

  - Nucl. dentatus,
  - Nucl. fastigii,
  - Nucl. emboliformis,
  - Nucl. globosi,

die die Informationen z. B. aus dem **RÜCKENMARK** aufnehmen.

➨ Sie informieren das Kleinhirn über aktuelle Muskel- und Sehnenspannungen und Gelenksstellungen.

➨ Weitere Eingänge stammen aus dem **MITTELHIRN** und aus dem **GROSSHIRN**. Sie informieren das Kleinhirn über **GEPLANTE** extrapyramidale und pyramidale Bewegungen.

Die eigentliche, computerartige, Verrrechnung dieser Unmenge an Informationen erfolgt in der **RINDE** des Kleinhirns.

Auch hier sieht man, daß der anatomische Aufbau des Kleinhirns ganz unter dem Aufhänger des Platzgewinns steht: die Kleinhirnrinde besitzt sehr tiefe Falten, die ihrerseits nochmals Einschnitte aufweisen, so daß das Kleinhirn 75 % der Oberfläche des Großhirns erreicht.

Im Querschnitt sieht das Kleinhirn mit seinen tiefen Einschnitten aus wie ein „**LEBENSBAUM**" (*Arbor vitae*). Die weiße Substanz bildet den Stamm und die Äste des „Lebensbaumes", die graue Substanz bildet die Blätter.

Das anatomische Korrelat des „Verrechnungscomputers" sind die **PURKINJE-ZELLEN**: sie sind riesige Zellen, die zwischen 10.000 und 100.000 Synapsen tragen. Sie haben einen Neuriten, der **UNGEKREUZT** im **VORDERSEITENSTRANG** zur Renshaw-Zelle nach unten zieht.

Die Zellen beider Hemispären sind verbunden durch die Brücke, die **PONS**.

Das gesamte Kleinhirn ist über **3 KLEINHIRNSTIELE** am **RAUTENHIRN** befestigt.

Die Kleinhirnstiele stellen die afferenten und efferenten Bahnsysteme dar: sie verbinden das Kleinhirn mit dem

- Mittelhirn, dem
- Rautenhirn und dem
- Rückenmark.

19) Beurteilen Sie beide Aussagen und die Verknüpfung:

Bei Kleinhirnstörungen treten pathologische Reflexe auf,

weil

bei einer Kleinhirnstörung Zielbewegungen verwackelt sind.

A) Beide Aussagen und die Verknüpfung sind richtig.
B) Beide Aussagen sind richtig.
C) Nur die erste Aussage ist richtig.
D) Nur die zweite Aussage ist richtig.
E) Keine Aussage ist richtig.

Antwort:

☒ Lösung Ⓓ

Bei einer **KLEINHIRNSTÖRUNG** treten **KEINE** pathologischen Reflexe auf; pathologische Reflexe sind immer ein Zeichen einer

➠ **PYRAMDIENBAHNSCHÄDIGUNG**.

Zu den pathologischen Reflexen gehört z. B. der **BABINSKI-REFLEX**: beim Bestreichen des lateralen Fußrandes kommt es zu einer tonischen **HEBUNG DER GROSSZEHE**.

Pathologische Reflexe sind definiert als solche Reflexe, die während der Säuglingsentwicklung durch die Reifung der **PYRAMIDENBAHN** unterdrückt werden. Beim gesunden Erwachsenen erscheinen pathologische **überhaupt nicht** oder zumindest **NICHT BEIDSEITS**.

☞ Manchmal sind **EINSEITIGE**, unklare Reflexantworten ein Hinweis auf **VEGETATIVE ÜBERERREGBARKEIT** und **NERVOSITÄT**.

Da das Kleinhirn für unsere **MUSKELKOORDINATION** verantwortlich ist, kommt es bei Kleinhirnstörungen zu Veränderungen der **ZIELMOTORIK**.

Schauen Sie sich doch einmal den einfachen Vorgang „Zielgriff zur Kaffeetasse" an: in Zeitlupenstudien sieht man, daß der Arm zunächst mal grob in die Richtung der Kaffeetasse „geworfen" wird; je näher die Hand dem Ziel kommt, umso mehr muß die Richtung korrigiert werden. In Zeitlupe sieht eine, für's unbewaffnete Auge, gleichförmig ausgeführte Bewegung, wie ein Zickzackkurs aus, wobei immer wieder das Ziel erneut eingestellt wird. Diese Kurskorrekturen haben wir unserem Kleinhirn zu verdanken. Je besser das Kleinhirn funktioniert, umso feiner sind die Einstellbewegungen, umso weniger wird man die Kurskorrekturen bemerken.

Bei einer **KLEINHIRNFUNKTIONSSTÖRUNG** (*bei Multipler Sklerose z. B.*) werden die Zielbewegungen so grob korrigiert, daß man sie deutlich sehen kann. Je näher der Patient seinem Ziel kommt, desto verwackelter und unsicherer wird die Bewegung.

Man nennt dieses

➠ **INTENSIONSTREMOR**.

Den Intensionstremor testet man, indem man den Patienten auffordert, mit geschlossenen Augen in großem Bogen mit dem **ZEIGEFINGER** die (*eigene*) **NASE** zu berühren. Bei einem Intensionstremor sieht man, daß der Finger vor Erreichen der Nase bedrohlich hin- und herwackelt.

☞ Der **INTENSIONSTREMOR** ist beweisend für eine **KLEINHIRNFUNKTIONSSTÖRUNG**.

Bei diesem Test ist es egal, ob man die eigene Nase tatsächlich findet oder nicht; beim Finger-Nase-Versuch ist es nur wichtig, ob ein Intensionstremor auftritt oder nicht. Die Tatsache, ob oder daß ein Patient die Nase (nicht) trifft, interessiert eher den Psychologen: es handelt sich um eine Körperschemastörung, die entweder mit einer Schädigung der tertiären sensorischen Felder im Parietallappen einhergeht (sehr selten) oder um eine Verdrängungsreaktion - fragen Sie Ihren Arzt oder Psychotherapeuten!

20) Welche Aussage/n ist/sind richtig?

a) Das Kleinhirn ist u. a. an der Regelung der Durchblutung beteiligt.

b) Das Kleinhirn ist am Lernen von Körperbewegungen beteiligt.

c) Das Kleinhirn hat Verbindungen zum Labyrinthorgan.

d) Das Kleinhirn steuert die unbewußt ablaufenden Bewegungen.

e) Die auf- und absteigenden Kleinhirnbahnen kreuzen auf der Höhe der Olive in der Medulla oblongata.

A) Alle Aussagen sind richtig.
B) Nur Aussagen a, c und d sind richtig.
C) Nur Aussagen b, c, d und e sind richtig.
D) Nur Aussagen b und c sind richtig.
E) Nur Aussage d ist richtig.

Antwort:

☒ Lösung Ⓓ

Das **KLEINHIRN** ist unser großer Computer, der alle Muskelspannungen, Gelenkstellungen und Sehnenspannungen miteinander verrechnet. Seine Hauptaufgabe ist es, die **STATIK** des Skeletts zu garantieren.

ⓐ Die Regelung der **DURCHBLUTUNG** ist eine Sache des **VEGETATIVEN NERVENSYSTEMS** - *das Kleinhirn kann sich ja nicht um alles kümmern.*

Die vegetativen Impulse gehen vom **HYPOTHALAMUS** aus, und werden in den Zentren der **FORMATIO RETICULARIS** (*Kreislaufzentrum*) weiterverarbeitet.

☞ Das Kleinhirn ist wirklich nur für die richtige Spannung der **SKELETTMUSKULATUR** da.

ⓑ Wenn man **NEUE BEWEGUNGEN** erlernt (*Sport z. B.*) ist unser Kleinhirn jetzt aber dabei: während Sie sich beim Tennis darauf konzentrieren, daß Ihre Rückhand besser wird, übt Ihr Kleinhirn die Einstellung der restlichen Körpermuskulatur.

KONZENTRATION ist eine kortikale Sache; wenn Sie eine Bewegung sehr konzentriert durchführen, handelt es sich um eine **PYRAMIDENBAHNANGELEGENHEIT**.

Das **KLEINHIRN** sorgt dafür, daß Sie während dessen nicht über ihre eigenen Füße fallen, oder dafür, daß der Schwung Sie nicht gleich noch hinter dem Ball herfallen läßt.

Wenn Sie solche neuen Bewegungen erlernt haben, d. h. wenn Sie nicht mehr über alle Teilaspekte nachdenken müssen, bedeutet dies, daß das Bewegungsprogramm nun in den **EXTRAPYRAMIDALEN GANGLIENZELLEN** gespeichert ist.

☞ Das Kleinhirn bekommt in Zukunft von den extrapyramidalen Ganglien nur noch einen „Durchschlag" von der geplanten Bewegung und weiß dann schon im Voraus, wie welche Körpermuskeln zu tonisieren sind.

ⓒ Natürlich muß das Kleinhirn Meldungen des **GLEICHGEWICHTSORGANS** mit einbeziehen. Das Kleinhirn weiß zu jeder Zeit, wie der Körper im Raum steht (*und es sorgt dafür, daß er auch stehenbleibt und nicht umfällt*).

☞ Das **GLEICHGEWICHTSORGAN** ist das **WICHTIGSTE SENSORISCHE ORGAN DES KLEINHIRNS**.

ⓓ ***Falsch!***
UNBEWUSSTE BEWEGUNGEN werden von den **EXTRAPYRAMIDAL-MOTORISCHEN GANGLIENZELLEN** induziert.
Es handelt sich um solche Bewegungen, bei denen man **NICHT NACHDENKEN** muß: schreiben, radfahren, Mimik, Gestik etc.

Das **KLEINHIRN** sorgt im Gegensatz dazu dafür, daß sich nicht zuviel bewegt: es sorgt dafür, daß, wenn Sie z. B. den Arm heben, der Rest des Körpers **RUHIG** bleibt.

Wenn es dem Kleinhirn nach ginge, bräuchte der Körper überhaupt keine Bewegung auszuführen, dann käme das Skelett auch nicht in Unordnung.

Einen solchen Zustand gibt es tatsächlich: beim Ausfall der **PYRAMIDENBAHN** und der **EXTRAPYRAMIDALBAHN** hat das Kleinhirn die Oberhand.

📂 Das **KLEINHIRN** innerviert die Muskeln so, daß das Skelett **EXTREM STABIL** ist - alle Muskeln, die der Schwerkraft entgegengesetzt sind, haben einen überschießenden Tonus.

☞ Man nennt das eine **SPASTIK**.

ⓔ
- In der **MEDULLA OBLONGATA** auf Höhe der **OLIVE** kreuzen nur die Bahnen, die zum Großhirn (*Thalamus*) führen, oder die direkt von der Rinde abgehen (*die Pyramidenbahn*).
- Die **KLEINHIRNBAHNEN** kreuzen überhaupt nicht,
- die **EXTRAPYRAMIDALEN BAHNEN** kreuzen im Mittelhirn (*in Höhe des Nucl. ruber*).

☞ *Nicht irre machen lassen!*

21) Ordnen Sie zu:

A) Assoziationsfasern
B) Kommisurenfasern
C) Projektionsfasern

1) Pons
2) Hinterstränge
3) Balken
4) Fasciculus arcuatus (*verbindet das Broca- mit dem Wernickezentrum*)
5) Tr. spinocerebellaris
6) Cingulum

Antwort:

☒	Ⓐ	④	⑥
☒	Ⓑ	①	③
☒	Ⓒ	②	⑤

Ⓐ **ASSOZIATIONSFASERN** sind solche neuronalen Verbindungen, die **INNERHALB DES GROSSHIRNS** laufen und die **IN DER GLEICHEN HIRNHÄLFTE** enden.

Die Funktion des Gehirns beruht ja in der Hauptsache auf den Verbindungen der Kortexneurone untereinander.
Je mehr Verbindungen der Zellen untereinander ausgebildet sind, umso besser ist die Funktion.

Deshalb hat die weiße Substanz im Gehirn einen wesentlichen höheren Anteil als die graue Substanz.

☞ Die Assoziationsfasern verbinden Neurone derselben Großhirnhälfte untereinander.

- Es gibt z. B. den **FASCICULUS ARCUATUS**, der das **BROCA-SPRACHZENTRUM** mit dem **WERNICKE-SPRACHZENTRUM** verbindet.

Das **BROCA-SPRACHZENTRUM** liegt im **STIRNLAPPEN** und stellt ein sekundär motorisches Feld dar. Das Broca-Zentrum steuert über das primäre motorische Feld im **GYRUS PRÄCENTRALIS** die **KEHLKOPFMUSKELN**.

Sprechen ist eine sensomotorische Angelegenheit, d. h. die gesprochenen Laute müssen immer **KONTROLLIERT** werden.

Jede **MOTORIK** steht unter der Kontrolle der **SENSORIK**.

Die **SPRACHDEKODIERUNG**, das Verständnis gesprochener Worte, erfolgt im **TEMPORALLAPPEN**, im **WERNICKEZENTRUM**. Das Wernickezentrum stellt ein sekundäres Hörzentrum dar.

Beide Zentren liegen beim Erwachsenen auf der **LINKEN KORTEXSEITE** und werden durch den **FASCICULUS ARCUATUS**, ein Assoziationsfasersystem, miteinander verbunden.

- Weiterhin gibt es Verbindungen der **BASALKERNE**
    - **PUTAMEN**,
    - **NUCLEUS CAUDATUS**,
    - **MANDELKERN**,

  mit der Großhirnrinde
    - und selbstverständlich sind auch alle **HIRNLAPPEN** miteinander verbunden.

- Das **CINGULUM** und der **FORNIX** sind Assoziationsbahnen, die anatomisch relativ gut abgrenzbar sind und die auf dem Balken entlang laufen.

Ⓑ **KOMMISURENFASERSYSTEME** verbinden die beiden Hirnhälften miteinander;
☞ es handelt sich also um **KREUZENDE FASERSYSTEME**.

- Das größte Kommisurenfasersystem ist der **BALKEN** (***CORPUS CALLOSUM***), der die beiden **GROSSHIRNHÄLFTEN** miteinander verbindet. Der Balken enthält ca. 2.000.000 Fasern!
- Ein zweites Kommisurenfasersystem kennen Sie auch schon: die **BRÜCKE** (***PONS***), die die beiden **KLEINHIRNHEMISPHÄREN** miteinander verbindet.
- Die Fasern, die im Rückenmark die **SCHMERZ- UND TEMPERATUREMPFINDUNG** weiterleiten, kreuzen segmental, d. h. gleich nach dem Eintritt ins sensible Hinterhorn.

  Sie stellen ebenfalls Kommisurenfasersysteme dar.

Ⓒ **PROJEKTIONSFASERN** verbinden unterschiedliche Hirnteile miteinander.

Sie verbinden z. B. das

RÜCKENMARK mit der

➠ **MEDULLA OBLONGATA** (*Hinterstränge*), oder den

KORTEX mit der

➠ **MEDULLA OBLONGATA** (*Pyramidenbahn*) oder den

NUCLEUS RUBER (*Beginn der Extrapyramidalbahn*) mit dem

➠ **RÜCKENMARK**.

Es handelt sich also meist um **LÄNGERE BAHNEN**. Hierzu gehören natürlich auch die **KLEINHIRNBAHNEN**: der

- efferente **TRACTUS VESTIBULOSPINALIS** (*vom Kleinhirn zum Rückenmark*)

und der

- afferente **TRACTUS SPINOCEREBELLARIS** (*vom Rückenmark zum Kleinhirn*).

22) Welche Aussage ist falsch?

A) Der Sulcus centralis trennt den Stirnlappen vom Scheitellappen.

B) Der Occipitallappen hat in der Hauptsache optische Funktionen.

C) Der Temporallappen enthält das Broca-Sprachzentrum.

D) Der Stirnlappen enthält in der Hauptsache motorische Funktionen.

E) Das Großhirn ist Sitz des Bewußtseins.

Antwort:

☒ Lösung Ⓒ

Ⓔ Die **GROSSHIRNRINDE** ist Sitz dessen,was man unter „**BEWUSSTSEIN**" versteht: bewußte Wahrnehmungen, abstarkte Denkansätze, philosophisches Argumentieren etc.
Gute Schulnoten (*besonders in Mathematik*) z. B. sitzen im Kortex, ebenso wie reproduzierendes Lernen (*die Inkubationszeiten der verschiedenene Infektionskrankheiten z. B.*).

Bei einem, wie auch immer gearteten, **AUSFALL** der gesamten Großhirnrinde ist der Mensch **BEWUSSTLOS**.

siehe Amtsarztfragen NOTFALLMEDIZIN und NERVENSYSTEM KLINIK.

Auf der Großhirnrinde findet man

- **SULCI** (***EINSENKUNGEN***) und
- **GYRI** (***ERHEBUNGEN***).

Ⓐ Einer der längsten Sulci ist der **SULCUS CENTRALIS**; er verläuft quer (*frontal*) ungefähr auf Höhe der Ohren und trennt den **STIRNLAPPEN** (*Lobus frontalis*) vom **SCHEITELLAPPEN** (*Lobus parietalis*).

Direkt vor (*stirnwärts*) dem Sulcus centralis liegt der **GYRUS PRÄCENTRALIS**; er stellt das **PRIMÄRE MOTORISCHE RINDENFELD** dar. Hier sind alle motorischen Einheiten abgebildet, d. h. die Muskeln des ganzen Menschen sind hier projiziert.

Eine bildliche Projektion auf diesen Gyrus ergibt ein verzerrtes Bild des Menschen (*entsprechend der Verteilung der motorischen Einheiten der Muskeln*); man spricht von einem **MOTORISCHEN HOMUNCULUS**.

Ⓓ Der **STIRNLAPPEN** enthält alle motorischen Funktionen: das

- **PRIMÄRE MOTORISCHE FELD**, die
- **SEKUNDÄREN MOTORISCHEN FELDER**
  (*Beispiel Broca-Sprachzentrum, frontales blickmotorisches Feld*) und die
- **TERTIÄREN MOTORISCHEN FELDER**
  (*Handlungsantrieb, Ethik, Erziehung, gesellschaftliche Spielregeln etc.*).

☞ Das **BROCA-SPRACHZENTRUM** ist ein **MOTORISCHES** Zentrum und liegt demzufolge im **STIRNLAPPEN** auf der linken Seite.

Der **PARIETALLAPPEN** steht im Dienst der **SENSORIK**; er enthält alle

- **PRIMÄREN** (*Gyrus postcentralis*),
- **SEKUNDÄREN** und
- **TERTIÄREN** sensorischen Felder.

Ⓒ Der **TEMPORALLAPPEN** hat **HÖRFUNKTION**: er enthält das

- **PRIMÄRE HÖRZENTRUM** (*Heschl'sche Querwindung*), die
- **SEKUNDÄREN HÖRZENTREN** (*z. B. Wernicke-Sprachzentrum*) und die
- **TERTIÄREN HÖRZENTREN**.

Ⓑ Der **OCCIPITALLAPPEN** ist für das **SEHEN** und die **VERARBEITUNG OPTISCHER INFORMATIONEN** verantwortlich.

In der **FISSURA CALCARINA** liegt das **PRIMÄRE SEHZENTRUM**.

23) Welche Aussage/n ist/sind richtig?

a) Nucleus caudatus, Putamen und der Hypothalamus gehören zu den Basalganglien.

b) Putamen und Pallidum sind Bestandteile des Linsenkerns.

c) Die Basalganglien steuern Bewegungen.

d) Die größte Efferenz der Basalganglien ist die Pyramidenbahn.

e) Als Capsula interna bezeichnet man die inneren 3 Basalganglien.

A) Alle Aussagen sind richtig.
B) Nur Aussagen a, c und e sind richtig.
C) Nur Aussagen b, c, d und e sind richtig.
D) Nur Aussagen b und d sind richtig.
E) Nur Aussagen b und c sind richtig.

Antwort:

☒ Lösung Ⓔ

ⓒ Die **BASALGANGLIEN** sind Gruppen von Zellen (*Ganglien*), die an der **BASIS** des Großhirns liegen und mit den **EXTRAPYRAMIDALEN BEWEGUNGEN** betraut sind.

Diese Ganglien stammen entwicklungsgeschichtlich teils von Großhirnanlagen ab und teils von Zwischen-hirnanlagen.

Sie sollten mindestens 3 dieser Kerne mit Namen kennen:

- **NUCLEUS CAUDATUS,**
- **PUTAMEN** und
- **PALLIDUM**.

☞ Den **NUCLEUS CAUDATUS** und das **PUTAMEN** faßt man zusammen zum

➠ **CORPUS STRIATUM,**

ⓑ ☞ das **PUTAMEN** und das **PALLIDUM** faßt man zusammen zum

➠ **LINSENKERN**.

ⓐ Der **HYPOTHALAMUS** hat hier nichts zu suchen; er liegt am Boden des 3. Ventrikels im Zwischenhirn und ist für den **HORMONHAUSHALT** und fürs **VEGETATIVUM** verantwortlich.

Die Entstehung einer extrapyramidalen Bewegung ist ziemlich komplex:

die **GROSSHIRNRINDE** (*der Stirnlappen*) gibt eine relativ unspezifische Bewegungsaufforderung ab ☞ ... *„man müßte mal was tun"*, woraufhin sich die Gesamtheit der Basalganglien mit dem Kleinhirn jetzt einigen muß, **was** getan wird.

○ Das **KORPUS STRIATUM** (*Nucl. caudatus + Putamen*) ist immer **„dagegen"**, d. h. er gibt immer

➠ **BEWEGUNGSHEMMENDE IMPULSE** ab.

● Der **NUCLEUS NIGER** (*Substantia nigra*) im Mittelhirn ist immer **dafür**, er gibt

➠ **BEWEGUNGSFÖRDERNDE IMPULSE** ab.

Also:

➠ beim Ausfall der **SUBSTANTIA NIGRA** resultiert eine sehr **GEHEMMTE** Beweglichkeit des Menschen; es handelt sich um die Erkrankung **M. PARKINSON**.

➠ Beim Ausfall des **KORPUS STRIATUM** werden alle Bewegungen **ÜBERSCHIESSEND**; es handelt sich um die Erkrankung **CHOREA**.

Die *„Diskussion"* der Basalganglien, welche Bewegung jetzt wie ausgeführt wird, endet im **NUCL. RUBER** im Mittelhirn. Hier liegt das Bewegungsprogramm fertig vor; der Nucl. ruber informiert jetzt noch seinen Kumpel auf der Gegenseite (*die Extrapyramidalbahn kreuzt im Mittelhirn*) und ab geht's in die Peripherie zu der motorischen Vorderhornzelle (*bzw. zur Renshaw-Zelle*).

☞ Die efferente Bahn der Extrapyramidalmotorik ist der **TRACTUS RUBROSPINALIS**; er verläuft im Vorderseitenstrang.

ⓓ Die **PYRAMIDENBAHN** stellt eine Ansammlung von Neuriten von Zellen des primären motorischen Feldes dar; die Pyramidenbahn ist also eine **PROJEKTIONSBAHN**, die vom **GYRUS PRÄCENTRALIS** zur **MEDULLA OBLONGATA** verläuft.

Sie führt die **WILLKÜRMOTORIK**, also Bewegungen, bei denen man nachdenkt; absichtliche (*intendierte*) Zielbewegungen.

ⓔ Unter der **CAPSULA INTERNA** versteht man zusammengedrängte Projektionsfasern aus der Großhirnrinde.

Immer wenn sich Neuriten aus der Großhirnrinde hinaus in tiefer gelegene Hirngebiete begeben wollen, müssen sie sich zwischen dem **LINSENKERN** (*Putamen und Pallidum*) und dem **NUCL. CAUDATUS** durchquetschen.

☞ Hier, in diesem Bereich, beschreiben die Arterien einen ziemlich scharfen Knick, so daß es bei **ARTERIOSKLEROSE** leicht zu **HIRNDURCHBLUTUNGSSTÖRUNGEN** kommt.

Dummerweise kann man so mit einem Schlag die **PYRAMIDENBAHN** und die **EXTRAPYRAMIDALBAHN** lahmlegen.

Es überwiegt dann die Einwirkung des **KLEINHIRNS** auf die α-Motoneurone ...

➡ die **SPASTIK**.

24) Beschreiben Sie die Funktion des Kleinhirns!

Antwort:

☒ Das Kleinhirn verrechnet Impulse aus dem Gleichgewichtsorgan und aus den Sehnen- und Muskelspindeln und sorgt für einen regelrechten Tonus der Skelettmuskulatur.

Na, noch gewußt?

Das **KLEINHIRN** ist unser Supercomputer, des schneller als alle technischen Wunderwerke eine irrsinnig große Vielzahl von Impulsen gegeneinander verrechnen kann - und sich selten irrt.

Das Kleinhirn befindet sich in der **HINTEREN SCHÄDELGRUBE** und gehört zum **HIRNSTAMM**.

Es liegt über dem **4. VENTRIKEL**.

Es ist mit **3 KLEINHIRNSTIELEN** am Hirnstamm befestigt; die Kleinhirnstiele stellen die Verbindungsbahnen dar.

Oberhalb des Kleinhirns liegt der **OCCIPITALLAPPEN** des Großhirns; von diesem ist das Kleinhirn durch eine Duraduplikatur, dem **TENTORIUM**, getrennt.

Die Kleinhirnrinde weist tiefe Falten auf; man spricht am Schnittbild von einem „**ARBOR VITAE**", einem **LEBENSBAUM**.

Das hauptsächliche **SINNESORGAN** des Kleinhirns ist das **GLEICHGEWICHTSORGAN**.

Die Afferenzen laufen mit dem **VIII. HIRNNERVEN** (N. vestibulocochlearis oder N. statoacusticus), pars vestibularis, **UNGEKREUZT** zum Boden der Rautengrube (= 4. Ventrikel).

Von hier aus ziehen Fasern zu den **AUGENMUSKELKERNEN**, denn die Augen können unklare Vestibularisimpulse spezifizieren, bzw. klären.

☞ Daher beobachtet man oft das Phänomen, daß bei leichteren Kleinhirn- und/oder Verstibularisstörungen die Auffälligkeiten bei **DUNKELHEIT** wesentlich deutlicher sind als im normalen Alltagsleben, wo über optische Afferenzen noch viel kompensiert werden kann.

Weitere Bahnen ziehen zur Kleinhirnrinde und zur Großhirnrinde der Gegenseite.

Zusätzliche **AFFERENZEN** des Kleinhirns stammen aus der **GROSSHIRNRINDE** und aus dem **EXTRAPYRAMIDALMOTORISCHEN SYSTEM** (*in der Hauptsache handelt es sich um Bewegungsentwürfe*).

Ansonsten wird das Kleinhirn via Rückenmarksbahnen über die Stellungen der Muskeln, Gelenke und über die Sehnenspannungen sämtlicher quergestreifter Muskeln des Körpers informiert.

Aus diesen Eingängen verrechnet das Kleinhirn den momentan richtigen **MUSKELTONUS** aller Skelettmuskeln.

Das letzte Glied in der Verrechnungskette sind die **PURKINJE-ZELLEN** (*sehr große Zellen mit entsprechend vielen afferenten Synapsen*).
Ihre Neurone sind die einzigen Efferenzen der Kleinhirnrinde.

Sie enden in den **BASALEN KLEINHIRNKERNEN** und werden von dort umgeschaltet

- zur **EXTRAPYRAMIDALBAHN**,
- zum **GROSSHIRN** (*via Thalamus*) und natürlich
- ins **RÜCKENMARK** zu den entsprechenden Segmenten.

25) Wie überprüfen Sie

- **die Berührungssensibilität,**
- **die Temperaturempfindung,**
- **die Schmerzempfindung?**

Antwort:

☒ Die Berührungssensibilität wird geprüft, indem man mit einem Pinsel oder einem Wattebausch leicht über die Haut streicht.

☒ Die Temperaturempfindung wird geprüft, indem man der Haut kühle und wärmere Reize aussetzt.

☒ Die Schmerzempfindung wird mittels eines spitzen Gegenstands (*Nadel*) geprüft.

Bei der **NEUROLOGISCHEN SENSIBILITÄTSPRÜFUNG** unterscheidet man die

- ○ **OBERFLÄCHENSENSIBILITÄT** und die
- ● **TIEFENSENSIBILITÄT**.

○ Zur **OBERFLÄCHENSENSIBILITÄT** gehört die

- ○ **BERÜHRUNGSEMPFINDUNG** (*einschließlich Vibrationsempfindung und Druckempfindung*), die
- ○ **TEMPERATUREMPFINDUNG** und die
- ○ **SCHMERZEMPFINDUNG**.

● Zur **TIEFENSENSIBILITÄT** gehört z. B. der

- ➠ **LAGESINN** (*die Wahrnehmung der Stellung der Gelenke*).

Im Rahmen der HP-Praxis wird man nur orientierende neurologische Untersuchungen durchführen: die exakten Untersuchungen, besonders was Sensibilitätsstörungen anbelangt, sind sehr zeitaufwendig und benötigen Apparaturen, um die Ergebnisse objektivieren zu können.

Sie untersuchen:

(1) Die **BERÜHRUNGSEMPFINDUNG** der **HAUT**.

Bei einem Patienten mit dem Verdacht auf einen **BANDSCHEIBENVORFALL** kontrollieren Sie z. B. die Segmente L_4 bis S_1.
Sie streichen mit einem **WATTEBAUSCH** oder einem **PINSEL SEITENVERGLEICHEND** leicht über die Haut; bei deutlichen rechts-links-Abweichungen geht's ab zum Neurologen!

Jetzt müßte man nur noch wissen, wo die Segmente liegen!

- L_4 schraubt sich vom Rücken über die Hüfte auf die **VORDERSEITE DES OBERSCHENKELS** bis zum Knie,
- L_5 verläuft vom Rücken über die **SEITLICHEN ANTEILE** des Oberschenkels (*Generalsstreifen*), und biegt unterhalb des Knies auf die **VORDERSEITE DES UNTERSCHENKELS** um.
  L_5 endet zwischen der großen und der 2. Zehe.
- S_1 verläuft vom Rücken, über die **RÜCKSEITE DES OBERSCHENKELS** und **RÜCKSEITE DES UNTERSCHENKELS** bis zum Knöchel. S_1 endet an der kleinen Zehe.

Im **HWS-BEREICH** endet

- C_6 am **DAUMEN**,
- C_7 am **MITTELFINGER**,
- C_8 am **KLEINEN FINGER** der Hand.

Eine Störung der Berührungsempfindung geht sehr häufig mit einer Schädigung **PERIPHERER NERVEN** einher (*Bandscheibenprolaps* etc.) - es kann sich natürlich auch mal um **LEPRA** handeln
siehe Amtsarztfragen INFEKTIONSKRANKHEITEN.

Zusätzlich testen Sie bei jedem Patienten die **VIBRATIONSEMPFINDUNG**:

Sie halten eine schwingende **STIMMGABEL** an einen Knochen - eigentlich sollte der Patient die leichten Schwingungen bemerken. Wenn nicht, ist differentialdiagnostisch eine **POLYNEUROPATHIE** in Betracht zu ziehen.

Eine **STÖRUNG DER VIBRATIONSEMPFINDUNG** ist das früheste Zeichen einer Polyneuropathie.

② Die **TEMPERATUREMPFINDUNG** testen Sie ganz einfach, indem sie einmal Ihrem Patienten ein Glas mit warmem Wasser und einmal ein Glas mit kalten Wasser an die Haut halten. *Man sollte den Unterschied schon merken.*

Eine isolierte Störung der Temperaturempfindung kommt praktisch nicht vor; bei einer Polyneuropathie z. B. sind irgendwann **ALLE** sensible Qualitäten einschließlich der Motorik betroffen.

③ Die **SCHMERZEMPFINDUNG** testet man, indem man dem Patienten mit einer **NADEL** (*leicht!!*) piekt. Eine Überempfindlichkeit auf Schmerzreize kann sich z. B. bei einem Nervenreizsyndrom, nach einer Dehnung eines Nerven entwickeln.

④ Die **TIEFENSENSIBILITÄT**: hier muß der Patient bei geschlossenen Augen sagen, ob Sie seinen Finger oder seine große Zehe gerade nach oben oder nach unten bewegt haben.

Eine recht kommunikative Untersuchung!

Wenn alle sensiblen Qualitäten in einem bestimmten Dermatom gestört sind, ist die Diagnose relativ leicht: vermutlich hat die Nervenwurzel das Gewicht der Bandscheibe nicht ausgehalten.

Bei einer **BEGINNENDEN** Polyneuropathie kann auch **NUR** die **VIBRATIONSEMPFINDUNG** betroffen sein.

Jetzt kommt die Neuroanatomie ...

Die **BERÜHRUNGSREIZE** (*einschließlich **Vibration** und **Druck***) und die **TIEFENSENSIBILITÄT** werden über die **HINTERSTRÄNGE** weitergeleitet.

Die **HINTERSTRÄNGE** enthalten also diejenigen Information, die es uns ermöglichen, einen Gegenstand rein vom **TASTBEFUND** her zu identifizieren.

Man nennt das die **EPIKRITISCHE SENSIBILITÄT**.

Die **HINTERSTRÄNGE** laufen auf der gleichen Seite nach oben (*ipsilateral*), **KREUZEN** in der **MEDULLA OBLONGATA** auf die Gegenseite und werden über den **THALAMUS** der **HIRNRINDE**, und damit dem Bewußtsein zugeführt.

Die **HINTERSTRANGBAHN** ist eine **SCHNELLE** Bahn; sie besteht ja nur aus 3 Neuronen:

- **1. NEURON** ist die **PSEUDOUNIPOLARE GANGLIENZELLE** des Spinalganglions; der Neurit dieser Zelle läuft im Hinterstrang kranialwärts. Der Neurit endet in einem Kern in der Medulla oblongata (*Nucl. gracilis oder Nucl. cuneatus*).
- **2. NEURON** ist die Nervenzelle, die in einem dieser beiden Kerne sitzt. Von hier aus **KREUZT** die Bahn auf die andere Seite und heißt jetzt nicht mehr Hinterstrang, sondern **LEMNISCUS MEDIALIS** (*mittlere Schleifenbahn*). Diese Bahn endet am **THALAMUS**.
- Vom **THALAMUS** geht jetzt ein **3. NEURON** zum **GYRUS POSTCENTRALIS**, zu unserem primären sensorischen Rindenfeld.

*Nun bleiben noch die **SCHMERZ-** und die **TEMPERATURBAHN**.*

Beide **KREUZEN SEGMENTAL**, d. h. sofort nach dem Eintreten der Afferenzen ins Rückenmark. Die Schmerz- und Temperaturbahn verläuft im **VORDERSEITENSTRANG** der Gegenseite. Sie endet am **THALAMUS**. In dieser Bahn laufen außerdem alle unklaren „tiefen", wenig differenzierten Berührungsempfindungen. Diese Bahn gibt jede Menge Afferenzen an Kerne der

- Formatio reticularis, des
- Mittelhirns, des
- extrapyramidalen Systems und des
- Kleinhirns

ab, so daß im Prinzip alle Hirnabschnitte von dieser Bahn über Vorgänge im Körper informiert werden.

💡 Jeder Hirnabschnitt kann auf diese Informationen reagieren, und z. B. Schmerzafferenzen unterdrücken oder auch verstärken.

- Das **ERSTE NEURON** ist auch hier die **PSEUDOUNIPOLARE GANGLIENZELLE** des Spinalganglions,
- das **ZWEITE NEURON** ist die **HINTERHORNZELLE**, deren Neurit auf die andere Seite kreuzt und im Vorderseitenstrang nach kranial läuft,
- das **DRITTE NEURON** liegt im **THALAMUS**.

Soweit das Basic!

- Jetzt stellen Sie sich vor, wir haben einen Patienten, der auf der ...

- rechten Körperseite nach kaudal ab, sagen wir Th_{10}, einen
  - **VERLUST DER TIEFENSENSIBILITÄT** und ein
  - **VERMINDERTES TASTEMPFINDEN**, sowie eine
  - **KOMPLETTE MOTORISCHE LÄHMUNG** aufweist, auf der

○ linken Seite abwärts ab Th_{10} einen **VERLUST** der

  ⊙ **SCHMERZ-** und

  ⊙ **TEMPERATUREMPFINDUNG**.

Wie muß die Schädigung aussehen und wo liegt sie?

☞ Die **EPIKRITISCHE SENSIBILITÄT** wird **IPSILATERAL** (*auf der gleichen Seite*) im Hinterstrang nach kranial geleitet;

➠ wenn **RECHTS** ein Verlust der epikritischen Sensibilität besteht, muß der **RECHTE HINTERSTRANG** unterbrochen sein.

☞ Die Schmerz- und Temperaturempfindung kreuzt segmental;

➠ wenn **LINKS** eine Störung dieser Qualitäten vorliegt, so muß der **RECHTE VORDERSEITENSTRANG** in Mitleidenschaft gezogen sein.

Eine Störung der **RECHTEN PYRAMIDENBAHN** verursacht eine Bewegungsstörung auf der rechten Körperseite (*pathologische Reflexe z. B.*).

Also liegt bei diesem Patienten ein **HALBER QUERSCHNITT** auf der rechten Seite des Rückenmarks vor; man nennt das

➠ **BROWN-SÉQUARD-SYNDROM**.

Ein Brown-Séquard-Syndrom kann z. B. durch ein **MENINGEOM** der **RÜCKENMARKSHÄUTE** hervorgerufen werden.

Schwierig?

Noch ein bißchen Gehirngymnastik gefällig?

● *Kramen Sie mal in Ihrem Hirnkästen, was die Ursache sein kann, wenn ...*

- alleine die **TIEFENSENSIBILITÄT** an beiden Beinen gestört ist,
- der Patient sich schon länger „alt" fühlt,
- Kaffee schlecht verträgt und
- **BLEICH** ist?

Na, kriegen Sie's raus?

Es könnte sich um eine **VIT.-B_{12}-MANGELANÄMIE** handeln, eine **PERNIZIOSA.**

☞ *Vit. B_{12} wird benötigt zur Synthese von Myelinscheiden und für die Zellkernsynthese. Ein Vit.-B12-Mangel verursacht eine Polyneuropathie, die sich am ehesten an den Beinen (beidseits) bemerkbar macht.*

siehe Amtsarztfragen HÄMATOLOGIE.

Wie, immer noch nicht genug Hirngymnastik?

● Nun gut: wo liegt die Störung, wenn ein Patient

- an **BEIDEN ARMEN** eine **VERMINDERTE SCHMERZ- UND TEMPERATUREMPFINDUNG** aufweist;
- die **TASTSENSIBILITÄT** und das **VIBRATIONSEMPFINDEN** an den Armen ist **NORMAL**.

Na ?????

Es muß sich um eine Störung der **SEGMENTAL KREUZENDEN BAHNEN** handeln; die Störung muß also in der **MITTE DES RÜCKENMARKSKANALS** liegen, in der Nähe des **ZENTRALKANALS**.

☞ Eine solche Erkrankung gibt es; sie heißt **SYRINGOMYELIE**.
Sie geht einher mit Wucherungen und Löchern in der Nähe des Zentralkanals und manifestiert sich meistens in den oberen Abschnitten des Rückenmarks (*Halsmark*).

Nun gut, jetzt, zur Entspannung, wieder was Leichtes:

26) Welche Aussage/n ist/sind richtig?

a) Das Corpus striatum besteht aus dem Nucleus caudatus und dem Putamen.

b) Das Corpus striatum liegt im Vorderhirn.

c) Das Corpus striatum gehört zum System der extrapyramidal-motorischen Ganglien.

d) Das Corpus striatum hat Verbindungen zum Stirnhirnlappen und Pallidum.

e) Das Corpus striatum hemmt Bewegungen.

A) Alle Aussagen sind richtig.
B) Nur Aussagen a, b und d sind richtig.
C) Nur Aussagen c und e sind richtig.
D) Nur Aussagen b, c, d und e sind richtig.
E) Nur Aussagen a, b und c sind richtig.

Antwort:

☒ Lösung Ⓐ

ⓒ Das **CORPUS STRIATUM** gehört zu den **EXTRAPYRAMIDALEN GANGLIEN**.
☞ Die extrapyramidalen Ganglien steuern **UNWILLKÜRLICHE BEWEGUNGEN**.

Wir hatten uns geeinigt, daß Sie mindesten 3 der extrapyramidalen Ganglien mit Namen kennen, ...

- den **NUCLEUS CAUDATUS**,
- das **PUTAMEN** und
- den **GLOBUS PALLIDUS** (*das Pallidum*).

ⓐ Man kann den **NUCLEUS CAUDATUS** und das **PUTAMEN** zum *„Streifenkörper"*, zum **CORPUS STRIATUM** zusammenfassen.

💡 *Die Streifen kommen dadurch zustande, daß sich kleine Faserbündel von Projektionsfasern mitten durch die Kerne hindurchquetschen.*

Das **PUTAMEN** und den **GLOBUS PALLIDUS** kann man zum **LINSENKERN** zusammenfassen. Zwischen Linsenkern und Nucl. caudatus liegt die Hauptmasse der Projektionsfasern aus der Großhirnrinde, die **CAPSULA INTERNA**.

ⓑ Damit stimmt natürlich die Aussage ⓑ auch; die **BASALGANGLIEN** liegen im Vorderhirn; unter dem Vorderhirn versteht man das Zwischenhirn + das Großhirn.

ⓓ Eine **EXTRAPYRAMIDALE BEWEGUNG** hat eine komplizierte Entstehung:

der Stirnlappen, der ja bekanntlich für die Motorik da ist, gibt an das Corpus striatum den Impuls „man müßte mal was tun"; das Corpus striatum „diskutiert" nun mit dem Rest der extrapyramidalen Ganglien und dem Kleinhirn, wie die Bewegung auszuführen ist.
Dadurch, daß der Kortex auch mit einbezogen ist, gewinnen die extrapyramidalen Bewegungen eine **PERSÖNLICHKEITSSPEZIFISCHE PRÄGUNG**.

Natürlich ist das Corpus striatum auch mit dem **PALLIDUM** verbunden; das Pallidum gehört ja auch zu den extrapyramidalen Ganglien.

ⓔ Jede Kerngruppe hat natürlich auch ihren eigenen „Charakter", das

- **CORPUS STRIATUM** ⇨ **HEMMT** Bewegungen, das
- **PALLIDUM** ⇨ **FÖRDERT** Bewegungen.

Ein bißchen in das gleiche Horn stößt die **SUBSTANTIA NIGRA** aus dem Mittelhirn: sie **HEMMT** speziell das Corpus striatum.

Neurone der **SUBSTANTIA NIGRA** enden im **CORPUS STRIATUM** und verwenden als Transmittersubstanz **DOPAMIN**.

Man kann daher sagen, daß, wenn die **SUBSTANTIA NIGRA** zugrundegegangen ist, es im Corpus striatum zu einem **DOPAMINMANGEL** kommt.

Das ist der Fall beim **M. PARKINSON**.
Man therapiert den M. Parkinson, indem man die Dopaminkonzentration im Gehirn medikamentös heraufsetzt.

Das Programm einer extrapyramidalen Bewegung liegt im **NUCLEUS RUBER** des Mittelhirns fertig vor; der **TRACTUS RUBROSPINALIS KREUZT** innerhalb des **MITTELHIRNS**.

☞ Interessanterweiser spielt bei den extrapyramidalen Bewegungen das **KLEINHIRN** und die **VESTIBULARIS-KERNE** eine wichtige Rolle:

- der **TRACTUS RUBROSPINALIS** innerviert hauptsächlich **BEUGEMUSKELN**;
- im Gegenzug innervieren die **VESTIBULARISKERNE** (*wenn sie in die extrapyramidalen Bewegungen eingebunden sind*) hauptsächlich **STRECKMUSKELN**.

Daraus resultieren antagonistische, rhythmische Bewegungen der Extremitäten: Füße baumeln lassen, Arme beim Gehen mitschwingen lassen oder auch das Gehen überhaupt.

27) Ordnen Sie zu!

A) Pyramidenbahn
B) Extrapyramidalbahn

1) Tr. corticospinalis
2) Nucleus caudatus
3) M. Parkinson
4) Gyrus präcentralis
5) Pedunculi cerebri
6) Tractus rubrospinalis

Antwort:

☒	Ⓐ	①④⑤
☒	Ⓑ	②③⑥

Ⓐ Die **PYRAMIDENBAHN** leitet die **WILLKÜRMOTORIK** und/oder neu erlernte Bewegungen.

④ Sie entspringt am **GYRUS PRÄCENTRALIS** (*1. motorisches Neuron*). Die Neuriten verlaufen durch die **CAPSULA INTERNA**, vorbei an den extrapyramidalen Kernen. Sie durchqueren das Großhirn und tauchen schließlich auf Höhe des Mittelhirns an der Hirnbasis auf.

⑤ Hier nennt man sie Hirnschenkel, **PEDUNCULI CEREBRI**.

Die Fasern laufen weiter an der Unterseite des Hirnstamms unter der **BRÜCKE** (Pons) hindurch
Ihre Anordnung ist im Querschnitt im Bereich der **MEDULLA OBLONGATA** pyramidenförmig (*drei-eckig*) - das hat der gesamten Bahn ihren Namen gegeben.

① In der **MEDULLA OBLONGATA** kreuzt die Bahn und zieht als

- **TRACTUS CORTICOSPINALIS** oder (=)
- **TRACTUS PYRAMIDALIS** im Vorderseitenstrang abwärts.

Die kortikale Innervation des Körpers ist also **GEKREUZT**.

Im Idealfall enthält die Pyramidenbahn nur **2 NEURONE**:

- das **ERSTE MOTORISCHE NEURON** sitzt im **GYRUS PRÄCENTRALIS**,
- das **ZWEITE MOTORISCHE NEURON** ist die **MOTORISCHE VORDERHORNZELLE**.

Es gibt aber auch einige nicht-ideale Zustände - in diesem Fall endet der Tractus pyramidalis an der Renshaw-Zelle.

Auf alle Fälle enthält die Pyramidenbahn nur wenige Neurone und ist deshalb eine **SCHNELLE BAHN**.

Die Pyramidenbahn gibt viele Kollaterale ab: ans Kleinhirn, an die Extrapyramidalbahn, etc.

Die Pyramidenbahn innerviert natürlich auch die motorischen **HIRNNERVENKERNE**; denken Sie nur an den **N. FACIALIS**.

☞ *Bedenken Sie bitte*: die **DECUSSATIO PYRAMIDUM**, die Kreuzung, liegt in der **MEDULLA OBLONGATA**; die Hinnervenkerne liegen aber weiter vorne, d. h. noch im ungekreuzten Bereich.

➡ Der **RECHTE** Kern des N. facialis wird also vom **RECHTEN** Gyrus präcentralis versorgt.

Bei der Sensorik gilt Entsprechendes: die Gesichtssensibilität wird über den N. trigeminus zum ipsilateralen (gleichseitigen) Gyrus postcentralis weitergeleitet.

Ⓑ Die **EXTRAYPYRAMIDALBAHN** ist für automatisierte Bewegungen verantwortlich:

der Bewegungs**entwurf** entsteht in den Basalganglien

②
- Nucleus caudatus,
- Putamen,
- Pallidum und vielen anderen.

⑥ Nach langem Hin und Her liegt die fertige Bewegung im **NUCLEUS RUBER** im Mittelhirn vor; von hier aus zieht der **TRACTUS RUBROSPINALIS** zum entsprechenden Rückenmarkssegment.

③ Beim Ausfall einer dieser Kerne (*Substantia nigra*) entsteht ein Ungleichgewicht, das mit einem erhöhten Muskeltonus und gehemmten Bewegungen einhergeht.

Dieses Krankheitsbild ist der **M. PARKINSON**.

Er ist klinisch gekennzeichnet durch

- **AKINESE** (*Unbeweglichkeit*),
- **RIGOR** (*erhöhter Muskeltonus*) und dem
- **RUHETREMOR**, einem grobschlägigen Antagonistentremor (*Ja-Nein-Tremor oder Pillendrehertremor*).

28) Beurteilen Sie beide Aussagen und die Verknüpfung:

Ein Patienten, dessen Balken operativ durchtrennt worden ist, kann Dinge, die er mit der linken Hand tastet, nicht benennen,

weil

die Sprachzentren auf der linken Hirnhemisphäre liegen.

A) Beide Aussagen und die Verknüpfung sind richtig.
B) Beide Aussagen sind richtig.
C) Nur die erste Aussage ist richtig.
D) Nur die zweite Aussage ist richtig.
E) Keine Aussage ist richtig.

Antwort:

☒ Lösung Ⓐ

Es gab früher eine neurochirurgische Verzweiflungstat, wenn man über eine **EPILEPSIE** überhaupt nicht mehr Herr geworden ist, und der Patient etliche Anfälle am Tag erleiden mußte:

➡ man hat das **CORPUS CALLOSUM** operativ durchtrennt.

Man erreichte damit, daß sich die pathologische Erregung der Nervenzellen nicht auf das gesamte Gehirn ausgebreitet hat, sondern auf eine Hirnhälfte begrenzt blieb. Diese Patienten sind unter der Bezeichnung **SPLIT-BRAIN-PATIENTEN** bekannt geworden (*die Operation wurde in Amerika durchgeführt*).

Bei Untersuchungen stellt man nun einige eigenartige Phänomene fest, die in der Laienliteratur falsch dargestellt worden waren und werden und die unter den Esoterikern viel Staub aufwirbelten.

☞ Man bemerkte nämlich, daß die beiden Hirnhälften **unterschiedliche** Aufgaben haben.

Man stellt als erstes fest, daß sich die beiden Sprachzentren, das

- motorische **BROCA-ZENTRUM** und das
- sensorische **WERNICKE-ZENTRUM**

auf der **LINKEN GEHIRNHÄLFTE** befinden.

☞ *Etwas vorschnell wird deshalb die linke Hirnhälfte als die „dominante" Hirnhälfte bezeichnet; sie ist aber nicht dominant, sie hat halt andere Aufgaben als die rechte Hirnhälfte.*

Wenn man einem Split-brain-Patienten einen Gegenstand in die Hand gibt, werden diese Informationen über den **HINTERSTRANG** zum **GYRUS POSTCENTRALIS** geleitet.

Wenn sich der Gegenstand in der **LINKEN** Hand befindet, wird die Information dem **RECHTEN** Gyrus postcentralis zugeführt.

Um den Gegenstand benennen zu können, braucht man jedoch ein **SPRACHZENTRUM**, und das liegt **LINKS**.

Beim Normalmenschen kein Problem: die Information gelangt über die Kommisurenfasern des **BALKENS** zum Broca-Zentrum.

Bei unserem Patienten jedoch ist dieser Weg zerstört; er weiß zwar, um welchen Gegenstand es sich handelt, ***kann ihn aber nicht benennen****.*

Wenn er den Gegenstand in die **RECHTE** Hand nimmt, ist alles in Butter: die Informationen werden der **LINKEN** Großhirnhälfte zugeführt; ... hier liegt auch das **SPRACHZENTRUM**.

Um noch kurz die wissenschaftlichen Ergebnisse der Split-brain-Forschung darzustellen:

- Man konnte nachweisen, daß die **RECHTE** Gehirnhälfte z. B. stereoskopisch sehen kann, daß hier das **FORMENGEDÄCHTNIS** liegt oder daß Töne hier interpretiert werden (***MUSIKVERSTÄNDNIS***).

- Die **LINKE** Gehirnhälfte ist mehr für **EINZELHEITEN** da.

Es ist aber keinesfalls so, daß „**EMOTIONALITÄT**" lateralisiert wäre;

die Emotionalität sitzt im **LIMBISCHEN SYSTEM**.

Die Großhirnrinde ist und bleibt **ANALYTISCH** (*rational - für unsere Esoteriker*). Es ist lediglich so, daß

- ● die **RECHTE** Gehirnhälfte **VON AUSSEN NACH INNEN** analysiert,
- ○ die **LINKE** Gehirnhälfte **VON INNEN NACH AUSSEN**.

☞ *Beispiel*:

● die **RECHTE GEHIRNHÄLFTE** sieht zunächst eine große, grüne Fläche, die unregelmäßig strukuriert ist, dann einige braune, längliche Gegenstände und kommt schließlich zu dem Schluß, daß es sich um einen **WALD** handeln könnte.

○ Die **LINKE GEHIRNHÄLFTE** sieht zunächst einen Baumstamm, dessen Rinde so und so beschaffen ist, und der oben, ca. auf einer Höhe von 4 Metern Blätter hat. Diese Blätter haben eine Mittelrippe etc etc. Die linke Gehirnhälfte kommt zu dem Schluß, daß es sich wohl um einen Baum handelt.
*Siehe da, da sind noch mehr Bäume, in etwa mit dem gleichen Aussehen - es wird sich doch nicht um einen **WALD** handeln?*

Das (*jungjanische*) **GEFÜHL**, das ein Wald auslösen kann sitzt einzig und allein im **LIMBISCHEN SYSTEM**, nie in der Rinde ...

➧ **WEDER** rechts **NOCH** links!

Tja.

29)Welche Aussage/n ist/sind richtig?

a) Der I. Hirnnerv ist afferent.
b) Der VII. Hirnnerv führt Geschmacksfasern.
c) Der N. facialis innerviert die Kaumuskeln.
d) Der N. oculomotorius führt sympathische Fasern.
e) Der N. maxillaris innerviert die Zähne.

A) Alle Aussagen sind richtig.
B) Nur Aussagen a, b und e sind richtig.
C) Nur Aussagen b, c und e sind richtig.
D) Nur Aussagen a, c und d sind richtig.
E) Nur Aussagen a, d und e sind richtig.

Antwort:

☒ Lösung Ⓑ

Endlich wieder was Bekanntes - **HIRNNERVEN**.

ⓐ Der **I. HIRNNERV** ist der **N. OLFACTORIUS**, der **RIECHNERV**.

Er führt die Impulse aus den Rezeptoren der Nase

➡ er ist also afferent.

Der N. olfactorius ist eigentlich ein **TEIL DES ZWISCHENHIRNS**.

Der **BULBUS OLFACTORIUS**, der auf der Lamina cribrosa liegt, ist ein **RIECHHIRNANTEIL**; hier werden die Impulse bereits verarbeitet. Die Weiterverarbeitung erfolgt dann im **ZWISCHENHIRN**.

Zum olfactorischen System gehören u. a. der

- Tractus olfactorius, der
- Fornix (*Assoziationsbahn*), die
- Corpora mamillaria und der
- Gyrus dentatus.

ⓑ Der **N. FACIALIS** (*VII. Hirnnerv*) ist immer wieder für Scherze gut:

ⓒ natürlich innerviert der Nerv **NICHT** die Kaumuskeln. Der N. facialis innerviert **HAUTMUSKELN**, die **MIMISCHE MUSKULATUR**.

Die Kaumuskeln werden vom N. trigeminus versorgt.

Der N. facialis ist ein Kiemenbogennerv. Das bedeutet, daß er

- **SENSIBLE**,
- **MOTORISCHE** und
- **VEGETATIVE FASERN** führt.

Der Facialis innerviert

- motorisch die ➠ **GESICHTSMUSKELN**,
- sensibel die ➠ vorderen 2/3 der **ZUNGE**, und
- vegetativ die ➠ Tränendrüsen, die Unterzungendrüse und die Unterkieferdrüse.

Um die Sache kompliziert zu machen, werden die sensiblen und die vegetativen Fasern zum **N. INTERMEDIUS** zusammengefaßt.

Möchten Sie's noch komplizierter?

☞ Die Zungenfasern laufen nur ein Stück weit mit dem eigentlichen N. facialis; das vorletzte Stück zur Zunge müssen sie alleine zurücklegen. Hier heißen sie **CHORDA TYMPANI**.

Das letze Stück ihres Wegs zur Zunge schließt sich die Chorda tympani wieder einem anderen Nerv an - einem Ast des **N. TRIGEMINUS** (***N. LINGUALIS*** *- Ast des V3*).

☞ Die Fasern zur **TRÄNENDRÜSE** heißen **N. PETROSUS MAJOR** und schließen sich Ästen des **N. OPHTALMICUS** (V_1) an.

ⓓ Der **N. OCULOMOTORIUS** (*III. Hirnnerv*) führt **PARASYMPATHISCHE FASERN**.

- Der **PARASYMPATHICUS** stammt entweder aus dem **GEHIRN** (*und verläuft dann mit den Hirnnerven*) oder aus dem **SACRALMARK**.
- ○ Der **SYMPATHICUS** stammt aus dem **THORAKALMARK**; die Innervation wird über den aufsteigenden Halssympathicus gewährleistet.

ⓔ Der **N. MAXILLARIS** ist ein Ast des **N. TRIGEMINUS**, des V. Hirnnerven.

Der Trigeminus teilt sich in 3 Äste, den

- **N. OPHTALMICUS**,
- **N. MAXILLARIS** und den
- **N. MANDIBULARIS**.

Der N. trigeminus ist in der Hauptsache **SENSIBEL**; er ist jedoch auch ein **KIEMENBOGENNERV** (*d. h. er hat noch vegetative und motorische Anteile*).

⊙ Die **MOTORISCHEN ANTEILE** innervieren die

➡ **KAUMUSKULATUR**,

⊙ die **VEGETATIVEN ANTEILE** fungieren als **LEITBAHNEN** für die parasympatischen Impulse zur

➡ **TRÄNENDRÜSE** und zu den **MUNDBODENDRÜSEN**.

Wissen Sie noch?

Der Trigeminus besitzt ein großes, sensibles **GANGLION**, das dem Spinalganglion entspricht und auch pseudounipolare Ganglienzellen enthält ....

➡ das **GANGLION GASSERI**.

Außerdem gibt jeder der großen Trigeminusäste einen **RAMUS MENINGEUS** (*entspricht dem Ramus spinalis*) zu den Hirnhäuten ab:

➡ der **N. OPHTALMICUS** versorgt die Hirnhäute der hinteren Schädelgrube und des Tentoriums
➡ der **N. MAXILLARIS** versorgt die vordere Schädelgrube
➡ der **N. MANDIBULARIS** versorgt die mittlere Schädelgrube.

Bei Veränderungen an den Hirnhäuten werden die entsprechenden Austrittspunkte der Nerven (*einseitig!*) **DRUCKSCHMERZHAFT**.

30) Ordnen Sie zu:

A) efferente Nerven
B) afferente Nerven
C) Kiemenbogennerv

1) N. olfactorius
2) N. opticus
3) N. trigeminus
4) N. abduzens
5) N. facialis
6) N. statoacusticus
7) N. glossopharyngeus
8) N. accessorius
9) N. hypoglossus

Antwort:

☒ Ⓐ ④⑧⑨

☒ Ⓑ ①②⑥

☒ Ⓒ ③⑤⑦

Nun zu den 12 Hirnnerven:

① Der **N. OLFACTORIUS**, der **RIECHNERV** ist eigentlich ein vorgeschobener **Teil des Zwischenhirns**. Er ist rein **AFFERENT**, d. h. er leitet Impulse Richtung Gehirn.

② Der **N. OPTICUS** ist ebenfalls ein vorgeschobener **Teil des Zwischenhirns**; er ist ebenfalls rein **AFFERENT** und leitet visuelle Informationen zum Thalamus.

Der **N. OCULOMOTORIUS** ist für die meisten **AUGENBEWEGUNGEN** verantwortlich, sowie für den **LIDHEBER**. Um diejenigen Augenmuskeln, die nicht vom N. oculomotorius innerviert werden, kümmert sich der

- **N. TROCHLEARIS** (*M. obliquus sup.*) und der
- **N. ABDUCENS** (*M. rectus lat.*).

Außerdem führt der N. oculomotorius noch **PARASYMPATISCHE FASERN**: er versorgt damit die glatte Muskulatur des Auges, nämlich den **M. CILIARIS** (*Einstellung der Linse*) und die Muskeln der **IRIS** (*M. sphincter pupillae*).

☞ *Der M. dilatator pupillae wird vom Sympathicus versorgt!*

💡 Die parasympathischen Fasern werden im **GANGLION CILIARE** umgeschaltet.

Der **N. TROCHLEARIS** ist rein motorisch, also **EFFERENT** und innerviert den **M. OBLIQUUS SUPERIOR** des Auges.

③ Der **N. TRIGEMINUS**, der V. Hirnnerv ist der wichtigste **SENSIBLE** Nerv im Kopfbereich.

☞ Aber: er enthält auch **motorische** Fasern für die **KAUMUSKELN** und dient vegetativen Fasern als Leitbahn. Der Trigeminus ist ein **KIEMENBOGENNERV**.

④ Der **N. ABDUCENS**, der VI. Hirnnerv ist wieder rein **motorisch**, also **EFFERENT**. Er innerviert den **M. RECTUS LATERALIS** des Auges.

⑤ Der **N. FACIALIS** ist der wichtigste Nerv im Kopfbereich für die **MOTORIK**: er innerviert die mimische Muskulatur.

☞ Aber das ist auch nicht alles: er führt **GESCHMACKSFASERN** für die vorderen 2/3 der Zunge.

*Erinnern Sie sich: diese Fasern trennen sich im Mittelohrbereich von Hauptstamm des Nerven und laufen mit der **CHORDA TYMPANI**.*

Auch die **PARASYMPATISCHEN FASERN** für die Tränendrüse des N. facialis trennen sich irgendwann vom Hauptstamm und heißen jetzt **N. PETROSUS MAJOR**.

Umschaltstelle ist das Ganglion pterygopalatinum.

Die parasympatischen Fasern für die Gl. sublingualis und Gl. submandibularis werden im **GANGLION SUBMANDIBULARE** umgeschaltet.

⑥ Der **VIII. HIRNNERV** ist wieder rein **AFFERENT**; er leitet die Impulse aus dem Labyrinthorgan weiter.

Der **N. STATOACUSTICUS** heißt auch **N. VESTIBULOCOCHLEARIS** und führt Fasern aus dem **INNENOHR** und aus dem **GLEICHGEWICHTSORGAN**.

⑦ Der IX. Hirnnerv ist der **N. GLOSSOPHARYNGEUS**.

Er führt wieder sensible, motorische und parasympathische Fasern; es handelt sich also um einen **KIEMEN-BOGENNERVEN**.

- Die **MOTORISCHEN ANTEILE** innervieren den oberen Pharynx,
- die **SENSIBLEN ANTEILE** den Pharynx, die Tonsillenregion und das hintere 1/3 der Zunge,
- die **PARASYMPATHISCHEN ANTEILE** versorgen die **OHRSPEICHELDRÜSE** (*Umschaltstelle GANGLION OTICUM*).

Der N. glossopharyngeus führt zusätzlich noch **AFFERENTE VEGETATIVE** Anteile: er versorgt noch den **KAROTISSINUS**, ein Organ zur Kontrolle des Blutdrucks

🕮 **siehe Amtsarztfragen HERZ/KREISLAUF VORKLINIK.**

Der **X. HIRNNERV** ist der **N. VAGUS**; er ist wieder ein **KIEMENBOGENNERV**:

- die **MOTORISCHEN** Anteile versorgen als **N. LARYNGEUS RECURRENS** die **KEHLKOPF-MUSKULATUR**,
- die **SENSIBLEN** Anteile sind im **ÄUSSEREN GEHÖRGANG** und oberhalb der Stimmritze zu finden,
- die **PARASYMPATHISCHEN ANTEILE** enden im **PLEXUS SOLARIS** und im **GANGLION COELIACUM**.

⑧ Der **N. ACCESSORIUS**, der XI. Hirnnerv ist wieder rein **motorisch**, also **EFFERENT**. Er innerviert den **M. STERNOCLEIDOMASTOIDEUS** und den **M. TRAPEZIUS**.

⑨ Der **N. HYPOGLOSSUS** ist ebenfalls ein rein **motorischer** Nerv für die **ZUNGENMUSKULATUR**. Er ist also ebenfalls **EFFERENT**.

31) Ordnen Sie zu:

A) Kaumuskulatur
B) Schließen der Augen
C) Hebung des Gaumensegels
D) Kehlkopfmuskulatur
E) Bewegung des Augenbulbus nach außen
F) Öffnen der Augen
G) Hebung der Schultern

1) III. Hirnnerv
2) V. Hirnnerv
3) VI. Hirnnerv
4) VII. Hirnnerv
5) IX. Hirnnerv
6) X. Hirnnerv
7) XI. Hirnnerv

Antwort:

☒ Ⓐ ②
☒ Ⓑ ④
☒ Ⓒ ⑤
☒ Ⓓ ⑥
☒ Ⓔ ③
☒ Ⓕ ①
☒ Ⓖ ⑦

Sitzen die Hirnnerven?

Der I. Hirnnerv, der **N. OLFACTORIUS**, ist der Riechnerv; er stellt eigentlich ein Hirnteil dar.

Ebenso der II. Hirnnerv, der **N. OPTICUS**, unser Sehnerv.

Ⓕ Der III. Hirnnerv, der **N. OCULOMOTORIUS**, versorgt

- die meisten quergestreiften **AUGENMUSKELN** (*für die Bulbusbewegung*),
- den **LIDHEBER** (*M. levator palpebrae*) und
- **PARASYMPATHISCH** die **GLATTEN MUSKELN** des Auges für die Pupille (*M. sphincter pupillae*) und die Einstellung der Linse (*M. ziliaris*),

Der IV. Hirnnerv, der **N. TROCHLEARIS**, versorgt nur einen Augenmuskel: den quergestreiften **M. OBLIQUUS BULBI SUPERIOR**.

Ⓐ Der V. Hirnnerv, der **N. TRIGEMINUS**, ist schon interessanter: er hat 3 Äste (*N. ophtalmicus, N. maxillaris, N. mandibularis*) und ist ein **KIEMENBOGENNERV**. Er hat einen sensiblen und einen motorischen Anteil und dient vegetativen Fasern als Leitschiene.

- Der **SENSIBLE** Anteil wird im **GANGLION GASSERI** umgeschaltet und stellt die Hauptfunktion dieses Nerven dar.
- Der **MOTORISCHE** Anteil versorgt die **KAUMUSKELN**;
- der **PARASYMPATHISCHE** Anteil nimmt sich der **TRÄNENDRÜSE** und der **MUNDBODENDRÜSEN** an.

Ⓔ Der VI. Hirnnerv, der **N. ABDUCENS**, ist wieder rein motorisch und versorgt den **M. RECTUS BULBI LATERALIS**.

Er bewegt den Augenbulbus nach außen.

Ⓑ Der VII. Hirnnerv, der **N. FACIALIS**, versorgt in der Hauptsache die **MIMISCHE MUSKULATUR**, das Hautmuskelsystem. Der M. sphincter oculi ist auch ein mimischer Muskel!

Der **SENSIBLE** Anteil des N. facialis führt Geschmacksfasern und läuft mit der **CHORDA TYMPANI**.

Der **PARASYMPATHISCHE** Anteil zieht zur **TRÄNENDRÜSE** (*N. petrosus major*) und zu den **MUNDBODENDRÜSEN** (*Chorda tympani*) und benutzt dabei Äste des N. trigeminus als Leitbahnen.

Der VIII. Hirnnerv, der **N. STATOACUSTICUS** oder **N. VESTIBULOCOCHLEARIS** bringt Afferenzen aus dem **INNENOHR** und dem **GLEICHGEWICHTSORGAN** zum Rautenhirn.

⑤ Der IX. Hirnnerv, der **N. GLOSSOPHARYNGEUS**, versorgt den hinteren Teil der Mundhöhle und des **PHARYNX**. Er ist wieder ein Kiemenbogennerv.

- Der **MOTORISCHE** Anteil ist beim **SCHLUCKEN** beteiligt und kann das Gaumensegel, den weichen Gaumen anheben.
- Der **SENSIBLE** Anteil versorgt das hintere Drittel der **ZUNGE** und die **TONSILLENREGION**,
- der **VEGETATIVE** Anteil versorgt die **OHRSPEICHELDRÜSE** und das **GLOMUS CAROTICUM** (*den Karotissinus*).

Ⓓ Der X. Hirnnerv, der **N. VAGUS**, ist auch ein **KIEMENBOGENNERV**.

- Der **MOTORISCHE** Anteil ist für die Kehlkopfmuskulatur und für's **SPRECHEN** verantwortlich,
- der **SENSIBLE** Anteil versorgt die Schleimhaut der **STIMMRITZE** und ein Stück der Haut des äußeren **GEHÖRGANGS**,
- der größte Anteil, der **PARASYMPATHISCHE** Anteil bringt Informationen zu den Thorax- und Bauchorganen.

Ⓖ Der XI. Hirnnerv, der **N. ACCESSORIUS**, ist rein motorisch; er versorgt den **M. STERNOCLEIDOMASTOIDEUS** und den **M. TRAPEZIUS**.
Der M. sternocleidomastoideus kann den Kopf neigen und drehen; der M. trapezius ist der Muskel der mündlichen Prüfung: er vermittelt Schulterzucken (*Heben der Schultern*).

Zum Schluß noch der rein motorische **N. HYPOGLOSSUS**, der XII. Hirnnerv: er versorgt die **ZUNGENMUSKULATUR**.
Wissen Sie noch? Bei einer einseitigen Schädigung des Nerven weicht die Zungenspitze wohin ab? .....

➠ *Zur kranken Seite*

📖 **siehe Frage # 54**

32) Welche Aussage ist falsch?

A) Der N. trigeminus innerviert sensibel den Gesichtsbereich und enthält das Ganglion Gasseri.

B) Der N. facialis innerviert die mimische Muskulatur und führt Geschmacksfasern.

C) Der N. vestibulocochlearis führt sensible Fasern für den äußeren Gehörgang.

D) Der N. vagus innerviert motorisch die Kehlkopfmuskulatur.

E) Der N. accessorius enthält Acetylcholin in den Vesikeln der peripheren Synapsen.

Antwort:

☒ Lösung Ⓒ

Na, geklappt?

Ⓐ Der **N. TRIGEMINUS** ist ein **KIEMENBOGENNERV** und enthält

- **SENSIBLE,**
- **MOTORISCHE** und
- **VEGETATIVE FASERN**.

- Die **SENSIBLEN** Fasern versorgen den Gesichtsbereich und werden im **GANGLION GASSERI** umgeschaltet. Entwicklungsgeschichtlich stellt das Ganglion Gasseri ein **SPINALGANGLION** dar und enthält **PSEUDOUNIPOLARE GANGLIENZELLEN**.
- Der **MOTORISCHE** Anteil läuft mit dem N. mandibularis (V_3) und versorgt die **KAUMUSKELN**.
- Der **VEGETATIVE** Anteil dient als Leitschiene für parasympatische Anteile des N. facialis.

Ⓑ Der **N. FACIALIS** ist ebenfalls ein **KIEMENBOGENNERV**.

- Der **SENSIBLE** Anteil läuft in der **CHORDA TYMPANI**, die die vorderen 2/3 der Zunge sensorisch und vegetativ versorgt und **GESCHMACKSAFFERENZEN** führt.
- Der **MOTORISCHE** Anteil versorgt das **HAUTMUSKELSYSTEM** des Gesichts, die **MIMISCHE MUSKULATUR**.
- Der **VEGETATIVE** Anteil ist für die **MUNDBODENDRÜSEN** und die **TRÄNENDRÜSE** verantwortlich.

Ⓒ Der **VIII. HIRNNERV**, der **N. VESTIBULOCOCHLEARIS** oder **N. STATOACUSTICUS** ist rein **SENSORISCH**; er führt nur afferente Impulse aus dem **HÖR- UND GLEICHGEWICHTSORGAN**.

☞ Der **ÄUSSERE GEHÖRGANG** wird vom N. trigeminus und vom N. vagus sensibel versorgt.

Ⓓ Der **N. VAGUS** ist wieder ein **KIEMENBOGENNERV**.

- Der **SENSIBLE** Anteil erstreckt sich auf ein kleines Stückchen Haut im **ÄUSSEREN GEHÖRGANG** und auf die **SCHLEIMHAUT DER STIMMRITZE**.

- Der **MOTORISCHE** Anteil verläuft zunächst mit dem Hauptstamm des Nerven nach kaudal, biegt dann auf der rechten Seite um die A. subclavia, auf der linken Seite um den Aortenbogen herum und verläuft jetzt als **N. RECURRENS** wieder aufwärts im Halsbindegewebe.

Der N. recurrens innerviert die **KEHLKOPFMUSKULATUR**.

Bemerkenswert ist, daß die Stimmritze, die Glottis, im denervierten Zustand geschlossen ist; um Luft zu holen muß die Glottis aktiv geöffnet werden. Bei einem beidseitigen Ausfall des N. recurrens ist daher mit **EXTREMER DYSPNOE** zu rechnen.

Bei einem **EINSEITIGEN** Ausfall des N. recurrens und bei einer einseitigen Stimmbandlähmung resultiert nur **HEISERKEIT**.

*Der N. recurrens verläuft ziemlich dicht neben der **Schilddrüse** und kann hier bei Operationen geschädigt werden.*

Der N. recurrens kann, außer bei **SCHILDDRÜSENOPERATIONEN** z. B. durch **TUMOREN** im Hilusbereich (*Bronchus-Ca*) geschädigt werden.

☞ Bei jeder **HEISERKEIT**, die länger als 6 Wochen andauert, ist daher der Patient unbedingt zum HNO-Arzt zu schicken!

Ⓔ Der **N. ACCESSORIUS** ist ein rein motorischer Nerv, der den **M. TRAPEZIUS** und den **M. STERNO-CLEIDOMASTOIDEUS** innerviert.

Diese Muskeln sind quergestreift, also bildet der versorgende Nerv eine **MOTORISCHE ENDPLATTE** als periphere Synapse.

An der motorischen Endplatte liegt immer **ACETYLCHOLIN** als Transmitterstoff vor.

33) Benennen Sie 4 Nerven, die aus dem Plexus brachialis hervorgehen!

Antwort:

☒ N. radialis,
☒ N. ulnaris,
☒ N. medianus,
☒ N. axillaris.

Der **PLEXUS BRACHIALIS** entsteht, weil die obere Extremität ursprünglich auf Höhe $\mathbf{C_5}$ bis $\mathbf{Th_1}$ angelegt war. Erst später, im Laufe der Embryonalentwicklung, rutscht der Arm auf die richtige Höhe.

☞ Die dadurch entstehenden **VERWERFUNGEN** der Nerven bilden den **PLEXUS BRACHIALIS**.

Wie bei allen Extremitätenplexus handelt es sich natürlich um die **RAMI VENTRALIS** der entsprechenden Spinalnerven.

Jetzt gibt's ein bißchen Durcheinander.

Die **VENTRALÄSTE** formieren sich zunächst zu 3 Strängen:

- $\mathbf{C_5}$ und $\mathbf{C_6}$ bildet den **OBEREN** Strang,
- $\mathbf{C_7}$ bildet den **MITTLEREN** Strang und
- $\mathbf{C_8}$ und $\mathbf{Th_1}$ bildet den **UNTEREN** Strang.

Jeder Strang teilt sich wieder in einen

- ● **DORSALEN** und einen
- ○ **VENTRALEN** Ast.

● Alle **DORSALEN ÄSTE** der 3 Stränge bilden zusammen den

➠ **FASCICULUS POSTERIOR**,

○ die **VENTRALEN ÄSTE** des **OBEREN** und **MITTLEREN** Strangs bilden den

➠ **FASCICULUS LATERALIS**,

der ventrale Ast aus dem **UNTEREN** Strang bildet den

➠ **FASCICULUS MEDIALIS**.

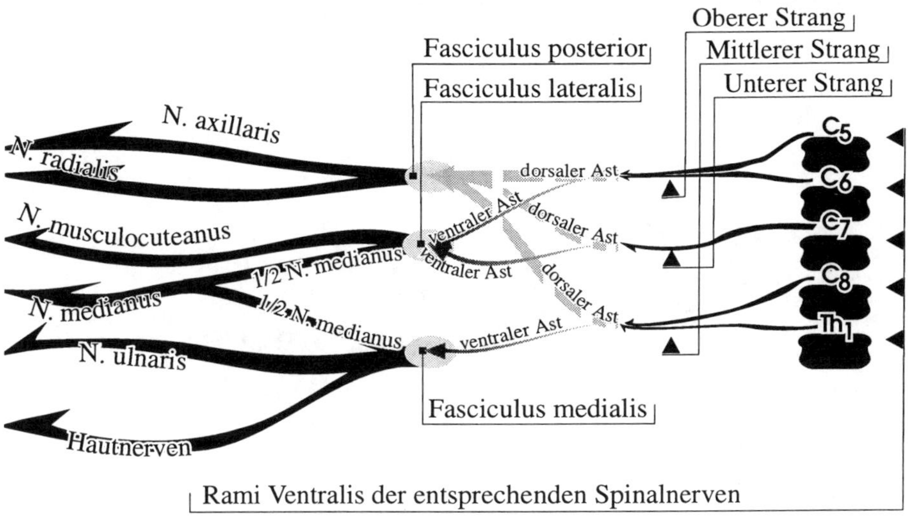

Aus dem **FASCICULUS POSTERIOR** geht der

- **N. AXILLARIS** und der
- **N. RADIALIS** hervor.

- Der **N. AXILLARIS** innerviert u. a. den M. deltoideus,
- der **N. RADIALIS** ist für die Strecker am Ober- und am Unterarm verantwortlich.

Der **FASCICULUS LATERALIS** bringt den

- **N. MUSCULOCUTANEUS** hervor; der Nerv innerviert die Beuger am Oberarm motorisch und die Radialseite des Unterarms sensibel.

Weiterhin kommt aus dem Fasciculus lateralis

- eine **MEDIANUSWURZEL** (*die eine Hälfte des N. medianus*).

Der **FASCICULUS MEDIALIS** bringt

- die **2. MEDIANUSWURZEL** hervor,
- den **N. ULNARIS** und noch
- sensible Nerven für die Medialseite von Ober- und Unterarm.

☞ Der **N. MEDIANUS** innerviert die **BEUGER** der Radialseite der Hand und sensibel die Finger I bis III, sowie die Radialseite des Ringfingers.

☞ Der **N. ULNARIS** innerviert die Beuger am Unterarm auf der ulnaren Seite, sowie die **KLEINEN HANDMUSKELN**.

34) Welche Aussage/n ist/sind richtig?

Zu den möglichen Ursachen einer Parese des N. laryngeus recurrens gehören:

a) Bronchialkarzinom
b) Ösophaguskarzinom
c) Magenkarzinom
d) Schilddrüsenoperation
e) Pleuraerguß

A) Alle Aussagen sind richtig.
B) Nur Aussagen a, b, und c sind richtig.
C) Nur Aussagen a, b, und d sind richtig.
D) Nur Aussagen b, c und d sind richtig.
E) Nur Aussagen a, d und e sind richtig.

Antwort:

☒ Lösung ©

Wenn man jetzt noch wüßte, was in der Frage 31 gestanden hat!

Der **N. LARYNGEUS RECURRENS** ist ein Ast des **N. VAGUS**, des X. Hirnnerven.

Der **N. VAGUS** ist ein
Kiemenbogennerv, d. h. er enthält

- **SENSIBLE**,
- **MOTORISCHE** und
- **VEGETATIVE FASERN**.

- Die **SENSIBLEN** Fasern versorgen einen Teil des **ÄUSSEREN GEHÖRGANGS** und einen Teil der **KEHLKOPFSCHLEIMHAUT**.
- Die **VEGETATIVEN** Fasern führen parasympatische Impulse zum **SOLARPLEXUS** und versorgen die **OBERBAUCH-** und **THORAXORGANE**.
- Die **MOTORISCHEN** Fasern versorgen die **KEHLKOPFMUSKULATUR**.

Leider hat dieser motorische Anteil des Nerven einen **UNGEWÖHNLICHEN VERLAUF**: er läuft zunächst mit dem Hauptstamm des Nerven, der A. carotis communis und der V. jugularis im Halsbindegewebe abwärts. Im Thoraxraum biegt er auf der

- **RECHTEN** Seite um die ➠ **A. SUBCLAVIA**, auf der
- ○ **LINKEN** Seite um den ➠ **AORTENBOGEN** herum

und läuft jetzt wieder zurück; er heißt nun

➠ **N. RECURRENS** oder

🗁 Es gibt verschiedene Möglichkeiten, den Nerv zu schädigen.

☞ Er kann z. B. an seinem unterstem Punkt, im Bereich des **LUNGENHILUS** geschädigt werden. Hier liegen viele Lymphknoten, die bei einem **KARZINOM** in diesem Bereich mit befallen werden können.

ⓐ Allen voran ist hier das **BRONCHIALKARZINOM** zu nennen.

ⓑ Ein **ÖSOPHAGUSKARZINOM** setzt ebenfalls in den regionalen Lymphknoten Metastasen.

☞ Im weiteren Verlauf muß der Nerv relativ dicht an der **SCHILDDRÜSE** vorbei:

ⓓ bei **OPERATIONEN** kann der Nerv ebenfalls versehentlich mit erwischt (*gequetscht*) werden.

🗁 Aus einer einseitigen **RECURRENSPARESE** resultiert eine einseitige **STIMMBANDLÄHMUNG**, die sich in **THERAPIERESISTENTER HEISERKEIT** bemerkbar macht.

ⓒ Das **MAGENKARZINOM** spielt sich zu weit distal ab, als daß es den N. recurrens schädigen könnte. Metastasen des Magenkarzinoms sind meistens im Bauchraum zu suchen; eine Ausnahme stellt die **VIRCHOW'SCHE DRÜSE** dar: eine schmerzlose Schwellung eines supraclavicularen Lymphknotens. Dieser Lymphknoten läßt aber den N. recurrens unbehelligt.

🕮 **siehe Amtsartzfragen VERDAUUNGSSYSTEM KLINIK**

ⓔ Ein **PLEURAERGUSS** spielt sich in schwerkraftabhängigen Partien ab:

- beim **STEHENDEN** Patienten also in den basalen Abschnitten,
- beim **LIEGENDEN** Patienten am Rücken.

Der N. recurrens läßt also auch diese Krankheit links liegen.

35) Welche Aussage/n ist/sind richtig?

a) Der N. ischiadicus innerviert den M. quadriceps femoris.

b) Der N. ischiadicus kann bei einer Nierenkolik mit betroffen sein.

c) Der N. ischiadicus innerviert die Beuger am Fuß und am Unterschenkel.

d) Der N. ischiadicus innerviert die Glutäalmuskulatur.

e) Der N. ischiadicus führt sensible Fasern für die Fußsohle.

A) Alle Aussagen sind richtig.
B) Nur Aussagen a, c, d und e sind richtig.
C) Nur Aussagen b und e sind richtig.
D) Nur Aussagen a, c und d sind richtig.
E) Nur Aussagen c und e sind richtig.

Antwort:

☒ Lösung Ⓔ

An der unteren Extremität haben wir das gleiche Dilemma wie an der oberen Extremität:

Auch die Beine sind erst relativ spät in der Individualentwicklung in die richtige Lage gewandert. Das, dadurch entstandene Durcheinander der Nerven ist fast noch schlimmer als an der oberen Extremität:

➧ der **PLEXUS LUMBOSACRALIS**.

Der Plexus lumbosacralis wird von den **VENTRALEN ÄSTEN** der Spinalwurzeln von **Th_{12}** bis zu den Schwanzwirbelästen gebildet.

➧ Von **Th_{12}** bis **L_3** heißt er ● **PLEXUS LUMBALIS**,

➧ von **L_4** bis zum Rest heißt er ○ **PLEXUS SACRALIS**.

● Äste des **PLEXUS LUMBALIS**:

- **N. ILIOHYPOGASTRICUS**,
- **N. ILIOINGUINALIS**,
- **N. GENITOFEMORALIS**.

ⓑ Diese 3 Nerven können bei einer **NIERENKOLIK** mit gereizt werden

📖 **siehe Amtsarztfragen NIERE.**

- **N. OBTURATORIUS**;
  er innerviert hauptsächlich die Adduktoren
- **N. FEMORALIS**
  ⓐ *er versorgt den M. quadriceps und den M. iliopsoas.*

○ Äste des **PLEXUS SACRALIS**:

ⓓ Kleinere Äste aus dem Plexus sacralis innervieren die **GLUTAEALMUSKULATUR**:

○ **N. GLUTAEUS SUPERIOR** für den Musculus glutaeus medius und minimus

und der

○ **N. GLUTAEUS INFERIOR** für den M. glutaeus maximus.

Der größte und wichtigste Ast des Plexus sacralis ist aber der

○ **N. ISCHIADICUS**.

ⓒ Er verläuft an der Rückseite des Beins und innerviert die dort liegenden Muskeln: die **BEUGER DES BEINS**.

Ungefähr auf Höhe des Knies teilt er sich in seine beiden Äste, den

⊙ **N. PERONÄUS COMMUNIS** und den

⊙ **N. TIBIALIS**.

⊙ Der **N. PERONÄUS COMMUNIS** biegt unterhalb des Knies um das **WADENBEINKÖPFCHEN** herum und zieht zur Vorderseite des Unterschenkels. Er versorgt hier die **STRECKER DES FUSSES**.

Der Nerv kann durch einen zu engen Gips am Wadenbeinköpfchen geschädigt werden; es resultiert eine Schwäche der Fußheber.

siehe Amtsarztfragen NERVENSYSTEM KLINIK

Seine Endäste versorgen die Haut am **FUSSRÜCKEN**.

⊙ Der **N. TIBIALIS** bleibt an der Rückseite des Beins und versorgt die **BEUGEMUSKULATUR DES FUSSES**.

ⓔ Seine Endäste innervieren die **FUSSSOHLE**.

36) Wieviele Spinalnervenpaare hat der Mensch?

Antwort:

☒ 31 Paar.

Rechnen wir nach:

Die **HALSWIRBELSÄULE** ist etwas besonderes: sie hat

☞ **7 WIRBEL**, aber ➠ **8 SPINALNERVENPAARE.**

C_1 liegt zwischen Hinterhauptsschuppe und 1. Wirbelkörper,
C_8 liegt unter dem 7. Halswirbelkörper.

Die **BRUSTWIRBELSÄULE** verhält sich „*lehrbuchmäßig*“: unter jedem Wirbelkörper verläßt der dazugehörige Nerv das betreffende Segment: im Brustbereich gibt's also

➠ **12 SPINALNERVENPAARE.**

Die **LENDENWIRBELSÄULE** enthält auch wieder „normale“

➠ **5 SPINALNERVENPAARE,**

das **KREUZBEIN** ebenfalls ...

➠ **5 SPINALNERVENPAARE,**

Die **SCHWANZWIRBEL** sind beim Menschen verkümmert; im coccygealen Bereich zählt man nur noch

➠ **1 SPINALNERVENPAAR.**

☞ ***Ergo: 8 + 12 + 5 + 5 +1 = 31.***

Das war ein kleines, entspannendes Intermezzo, jetzt geht's weiter:

37) Beurteilen Sie beide Aussagen und die Verknüpfung:

Der Sympathicus wirkt immer vasokonstriktorisch,

weil

der Sympathicus eine Zentralisierung des Kreislaufs bewirken kann.

A) Beide Aussagen und die Verknüpfung sind richtig.
B) Beide Aussagen sind richtig.
C) Nur die erste Aussage ist richtig.
D) Nur die zweite Aussage ist richtig.
E) Keine Aussage ist richtig.

Antwort:

☒ Lösung Ⓓ

Sooo einfach ist es nun auch wieder nicht.

💡 Der **SYMPATHICUS** ist unser **STRESSNERV**; er kann, im Falle eines Falles (*im Schock*) dafür sorgen, daß die wichtigen Organe

- Herz,
- Lunge und
- Gehirn

noch durchblutet werden und die restlichen Organe auf Eis gelegt werden.

📖 **siehe Amtsarztfragen NOTFALLMEDIZIN.**

Diese **ZENTRALISIERUNG DES KREISLAUFS** kommt aber natürlich nicht zustande, wenn der Sympathicus einfach **ALLE** Gefäße dicht machen würde, *hier müssen wir schon etwas selektieren.*

Am besten stellen Sie sich wieder einen Kampf mit dem Säbelzahntiger vor: wie würden Sie vorgehen, wenn Sie der Sympathicus wären?

☞ So ein Säbelzahntiger hat Krallen; wenn wir die **HAUTDURCHBLUTUNG** reduzieren, machen sich Wunden nicht so rasch bemerkbar; außerdem erhöhen wir gleich noch die **THROMBOZYTEN** im Blut.

☞ Wir aktivieren die **SCHWEISSDRÜSEN**, damit der Säbelzahntiger beim Beißen abrutscht und stellen unser rudimentäres Fell auf - *haaresträubend, das Ganze.*

☞ Weiterhin ist der Säbelzahntiger ein großes Tier: die **PUPILLE** muß weit auf sein, damit man sich der Größe des Gegners auch ganz bewußt wird.

💡 Diese **SYMPATHICUSWIRKUNGEN** werden über die **α-REZEPTOREN** vermittelt.

☞ Die **MUSKELN** müssen natürlich gut durchblutet sein: hier brauchen wir eine **VASODILATATION**.

☞ Weiterhin brauchen die Muskeln Sauerstoff:

- die **BRONCHIEN** sind weit und
- das **HERZMINUTENVOLUMEN** ist gesteigert.

💡 Diese Wirkungen werden durch die **β-REZEPTOREN** vermittelt.

Der Sympathicus stellt den Körper auf **STRESS** ein - *welche Wirkungen sich an den einzelnen Organen einstellen, ist unterschiedlich.*

38) Beurteilen Sie beide Aussagen und die Verknüpfung:

Das vegetative Nervensystem innerviert glatte Muskeln, das Herz, Drüsen und Gefäße,

weil

die Leistungen von Organen den Anforderungen des Organismus angepaßt werden müssen.

A) Beide Aussagen und die Verknüpfung sind richtig.
B) Beide Aussagen sind richtig.
C) Nur die erste Aussage ist richtig.
D) Nur die zweite Aussage ist richtig.
E) Keine Aussage ist richtig.

Antwort:

☒ Lösung Ⓐ

Das vegetative Nervensystem ist neben dem Hormonsystem ein Instrument zur **REGELUNG VON ZELL-LEISTUNGEN**.

Das vegetative Nervensystem **INDUZIERT** keine Leistungen wie das ZNS sondern **MODIFIZIERT** bereits Vorhandenes.

☞ *Beispiel:*

● Ein **QUERGESTREIFTER MUSKEL** kontrahiert sich nur unter dem Einfluß eines Spinalnervenimpulses. Beim Ausfall des dazugehörigen Spinalnerven verliert der Muskel komplett seinen Tonus und **ATROPHIERT** schließlich.

○ Ein **GLATTER MUSKEL** weist immer eine **SPONTANAKTIVITÄT** auf, vergleichbar mit einem Ruhetonus. Beim Lebenden hat das Darmrohr immer einen gewissen Tonus. Das vegetative Nervensystem und das Hormonsystem **MODIFIZIERT** nur den, bereits vorhandenen Tonus:

- der **SYMPATHICUS** legt den Darm weitestgehend lahm,
- der **PARASYMPATHICUS** regt den Darm an.

● Die **PERIPHERE ORGANISATIONSSTUFE** des **VEGETATIVUMS** sind Geflechte mit sehr dünnen Nervenfasern und einzelnen Ganglienzellen, die dafür sorgen, daß das Organ für seine Aufgabe entsprechend gerüstet ist. Mit Ausnahme des Gehirns ist dieses **INTRAMURALE NERVENSYSTEM** eigentlich überall im Körper zu finden.

☞ *Beispiel:*

- Das **DARMROHR** enthält den **MEISSNER'SCHEN PLEXUS** in der Submucosa, der für die Verdauungsvorgänge verantwortlich ist.

Der Meißner'sche Plexus koordiniert die

- Abgabe von **VERDAUUNGSENZYMEN**,
- die **RESORPTION** und den
- **ABTRANSPORT** von resorbierten Stoffen.

In der Lamina muscularis des Darms befindet sich der **AUERBACH'SCHE PLEXUS**, der die Aktivität der glatten Muskulatur, die **PERISTALTIK** koordiniert.

Ähnliche Geflechte sind auch z. B. um Gefäße.

● Die **MITTLERE ORGANISATIONSSTUFE** des **VEGETATIVUMS** stellt die Zweiteilung

- **SYMPATHICUS** und
- ⊙ **PARASYMPATHICUS** dar.

● Der **SYMPATHICUS** ist ein **ERGOTROPER NERV**, d. h. der Organismus

➧ gibt Energie an die Umgebung ab.

⊙ Der **PARASYMPATHICUS** ist ein **TROPHOTROPER NERV**, d. h. der Organismus

➧ speichert Energie.

Die mittlere Organisationsstufe ist der peripheren Organisationsstufe übergeordnet; Sympathicus und Parasympathicus modifizieren also die Leistungen der intramuralen Plexi der Organe.

- Sympathicus und Parasympathicus werden wiederum geregelt von den Zentren in der **FORMATIO RETICULARIS** im **HIRNSTAMM**;

  Beispiel:

  - **ATEMZENTRUM**,
  - **KREISLAUFZENTRUM** etc.

  Diese Zentren erhalten ihre Impulse vom **DIENCEPHALON**, vom **HYPOTHALAMUS**.

39) Welche Aussage/n ist/sind richtig?

a) Die Rami communicantes albus des Thorakalmarks führen sympathische Efferenzen.

b) Die Rami communicantes griseus führen vegetative Afferenzen.

c) Der Sympathicus bildet im Thoraxbereich paravertebrale Ganglien.

d) Der Parasympathicus bildet im Halsbereich paravertebrale Ganglien.

e) Das Ganglion stellatum schaltet sowohl sympathische als auch parasympathische Impulse um.

A) Alle Aussagen sind richtig.
B) Nur Aussagen a, b und c sind richtig.
C) Nur Aussagen a, b, c und e sind richtig.
D) Nur Aussagen c und d sind richtig.
E) Nur Aussagen a, c und e sind richtig.

Antwort:

☒ Lösung Ⓑ

Schwer?

📖 *Erinnern Sie sich noch an die Einführung ?*

Ein **SPINALNERV** hat **5 ÄSTE**: einen

① **RAMUS DORSALIS** für die **AUTOCHTONE RÜCKENMUSKULATUR** (*diejenige Muskulatur, die die Wirbelsäule aufrecht hält*) und die entsprechenden Hautbezirke, einen

② **RAMUS VENTRALIS** für die Bauchwand- und Extremitätenmuskulatur und die Haut, einen

③ **RAMUS MENINGEUS** (*Ramus spinalis*), der sensibel die Rückenmarkshäute des betreffenden Segments innerviert, einen

④ **RAMUS COMMUNICANS ALBUS**, der vegetative Efferenzen führt (*Impulse, die in die Peripherie gehen, also glatte Muskeln oder Drüsen innervieren*), und einen

ⓑ ⑤ **RAMUS COMMUNICANS GRISEUS**, der vegetative Afferenzen führt, also Impulse z. B. aus dem Bauchraum, die Richtung ZNS geleitet werden, und die vielleicht (*so der Thalamus will*) uns bewußt werden.

Soweit, sogut.

SYMPATHISCHE und **PARASYMPATHISCHE** Anteile des ZNS sind räumlich getrennt:

● der **SYMPATHICUS** hat seinen Ursprung in der Seitensäule des Rückenmarks im **THORAKAL-BEREICH**,

ⓐ also führen die **RAMI COMMUNICANTES ALBUS** im Thoraxbereich sympathische Impulse.

○ Der **PARASYMPATICUS** stammt entweder aus dem

○ **HIRNSTAMM**;

die Impulse laufen dann mit den verschiedenen Hirnnerven, oder er stammt aus dem

○ **SACRALMARK**.

Sympathicus und Parasympathicus haben aber darüber hinaus auch noch einen anderen anatomischen Aufbau; sie unterscheiden sich in der Anordnung ihrer Umschaltzentren, der

➠ **GANGLIEN**.

ⓒ Die Ganglien des **SYMPATHICUS** liegen neben der Wirbelsäule und bilden den sog. **GRENZSTRANG**.

Im Thoraxbereich hat jedes Segment jeweils 1 sympathisches Ganglion rechts und links vom Wirbelkörper. Die Ganglien sind auf jeder Seite untereinander verbunden und das Ganze heißt eben Grenzstrang.

Die **RAMI COMMUNICANTES** stellen jeweils die Verbindung zum Rückenmark (*zum Seitenhorn in der grauen Substanz*) und damit zu den übergeordneten Zentren in der **FORMATIO RETICULARIS** und zum **HYPOTHALAMUS** dar.

ⓔ Ein besonders großes Ganglion des Grenzstrang ist das **GANGLION STELLATUM**.
Es liegt vor dem Köpfchen der 1. Rippe im Halsbereich.

☞ Da es aber zum Grenzstrang gehört, führt es nur **SYMPATHISCHE FASERN**, keine parasympathischen.

So schön ordentlich segmental gegliedert ist der Grenzstrang nur im Thoraxbereich.

Die sympathischen Nerven, die den Kopf versorgen, laufen vor der Halswirbelsäule nach kranial und enthalten 3 Ganglienpaare, die Nerven, die nach kaudal verlaufen enthalten im Lumbalbereich 4 Ganglienpaare und im Sacralbereich ebenfalls 4 Ganglienpaare.

📂 Bei einer Schädigung des Halssympathicus sieht man die Ausfallssymptome des Sympathicus am Auge am deutlichsten:

- die Pupille ist klein ➠ **MIOSIS**,
- die Lidspalte ist eng (der glatte Lidmuskel hat wenig Tonus) ➠ **PTOSIS** und
- das Auge erscheint nach innen gesunken ➠ **ENOPHTALMUS**.

➠ Diese Trias nennt man **HORNER-SYNDROM**.

Von diesen Grenzstrangganglien gehen Nerven

- Nn. splanchnici,
- Nn. cardiaci,
- Nn. pulmonales etc.

in Richtung der entsprechenden Organe.

In unmittelbarer Nähe der Organe gibt's aber nochmal Umschaltstationen (***GANGLIEN***), die sog. **PRÄVERTEBRALEN GANGLIEN**.

Hier treffen die sympathischen Impulse auf ihre Gegenspieler, die parasympathischen Impulse.

Von den prävertebralen Ganglien laufen zarte Nerven (mit *sympathischen und parasympathischen Impulsen*) zu den intramuralen Plexi, ins Innere der Organe.

ⓓ Der Parasympathicus bildet keine **PARAVERTEBRALEN GANGLIEN**, das ist alleine Vorrecht des **SYMPATHICUS**.

☞ Der **PARASYMPATHICUS** leitet seine Impulse direkt in die **PRÄVERTEBRALEN GANGLIEN**, wo sie umgeschaltet werden.

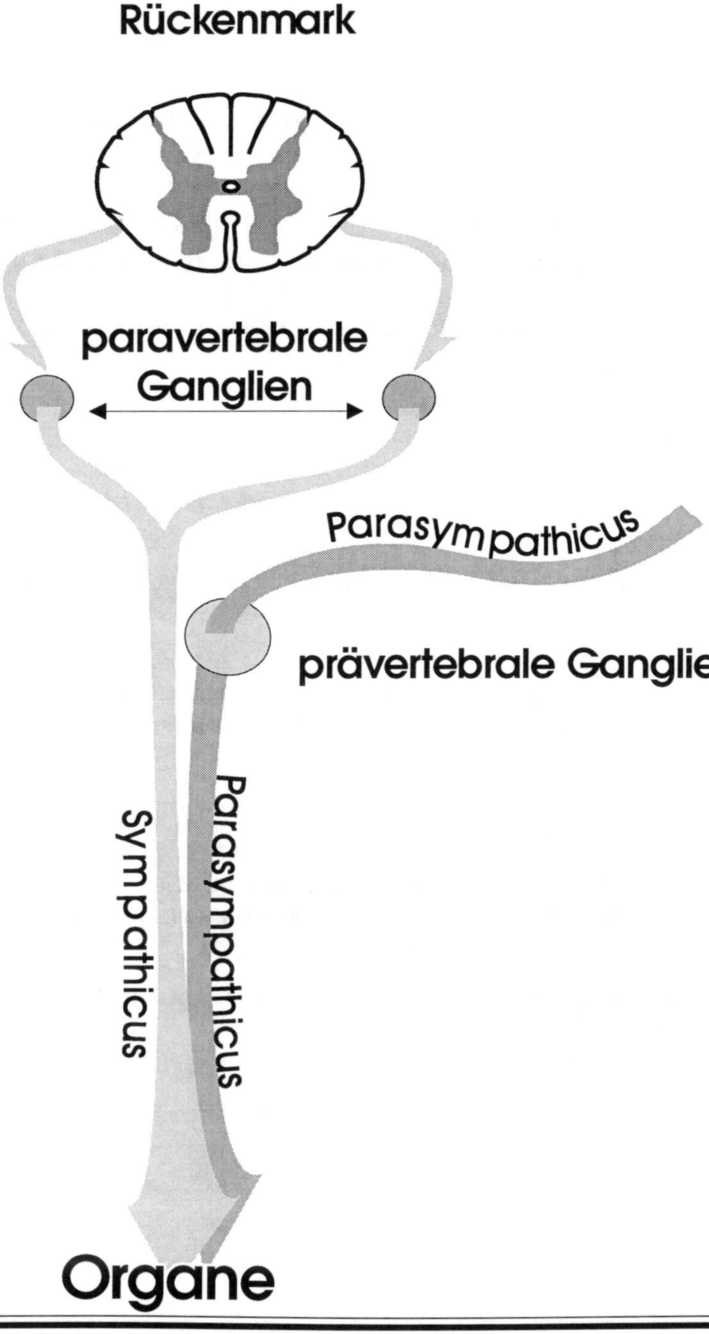
Rückenmark
paravertebrale Ganglien
Parasympathicus
prävertebrale Ganglien
Sympathicus
Parasympathicus
Organe

Meistens kann man sich unter dem Begriff „umschalten“ nichts Genaues vorstellen: Umschaltstationen sind quasi Entscheidungsstationen.

☞ *Beispiel:*

Der **HYPOTHALAMUS** bekommt vom limbischen System die Information, daß der Mensch sich ärgert und beschließt, den Ärger körperlich manifest werden zu lassen.
Es gibt also an die Zentren der **FORMATIO RETICULARIS** weiter, daß der Organismus Energie abgeben soll (*ergotrope Reaktionslage*), die Zentren regeln also die

- **ATMUNG**, den
- **HERZSCHLAG**, den
- **BLUTDRUCK** nach oben, die

- **DARMTÄTIGKEIT** herab.

Diese Impulse laufen zu den entsprechenden Segmenten des Seitenhorns des **THORAKALMARKS** und werden über die Rami communicantes zu den **GRENZSTRANGGANGLIEN** geleitet.

Im **GRENZSTRANGGANGLION** werden die Impulse zerlegt, d. h. bzgl. der Herzinnervation wird z. B. „beschlossen“, die AV-Überleitungszeit herabzusetzen, die Herzkraft zu steigern etc. oder im Darmbereich wird im einzelnen „beschlossen“, die Produktion von Verdauungssäften herabzusetzen, die Peristaltik zu vermindern etc.

☞ Diese genaueren Vorstellungen über das Thema „ärgern“ werden zu den prävertebralen Ganglien gebracht und mit parasympathischen Impulsen **VERRECHNET**.

Parasympathische Afferenzen können z. B. sein: die Meldung, daß der Blutdruck sowieso schon hoch ist oder daß im Herz nach jedem Schlag ein zu großes Restvolumen verbleibt. Beim Darm könnte der Parasympathikus melden, daß im Magen gerade was verdaut wird o. ä.

In den prävertebralen Ganglien wird jetzt „diskutiert“, was getan wird, das Ergebnis wird dann den Organen zugeleitet und modifiziert die Tätigkeit der betreffenden Zellen.

☞ Jedes Ganglion stellt also eine Entscheidungs- und „Sachbearbeitungs“ebene dar.

40) Welche Aussage ist richtig?

Wie wirkt der Parasympathicus auf vegetativ innerviert Gefäße?

A) Dilatation
B) Konstriktion
C) Je nach Körperregion unterschiedlich
D) Der Parasympathicus innerviert keine Gefäße

Antwort:

☒ Lösung Ⓐ

Alle Organe und damit auch alle Gefäße haben eine

➠ **SYMPATHISCHE INNERVATION,**

nicht alle Organe und Gefäße kommen in den Genuß einer **PARASYMPATHISCHEN INNERVATION**.

- Beim **SYMPATHICUS** gibt's α- und β-Rezeptoren:
  - die **α–REZEPTOREN** sitzen auf den „normalen" Gefäßen (*z. B. Hautgefäße*) und vermitteln eine **VASOKONSTRIKTION**,
  - die **β-REZEPTOREN** sitzen auf den Muskelgefäßen z. B. und vermitteln eine **VASODILATATION**.

Die sympathische Innervation hat also, je nach Körperregion, unterschiedliche Auswirkungen.

○ Der **PARASYMPATHICUS** vermittelt **IMMER** eine **VASODILATATION**.

Darmgefäße reagieren z. B. auf eine Parasympathicuserregung mit einer starken Gefäßfüllung.

41) Beurteilen Sie beide Aussagen und die Verknüpfung:

Das Spinalganglion enthält sensible Fasern,

weil

im Spinalganglion sympathische Impulse umgeschaltet werden.

A) Beide Aussagen und die Verknüpfung sind richtig.
B) Beide Aussagen sind richtig.
C) Nur die erste Aussage ist richtig.
D) Nur die zweite Aussage ist richtig.
E) Keine Aussage ist richtig.

Antwort:

☒ Lösung ©

Was für Streßfeste:

Das **SPINALGANGLION** liegt in der **HINTERWURZEL** des Rückenmarks und enthält unsere **PSEUDO-UNIPOLAREN GANGLIENZELLEN**.

Die pseudounipolaren Ganglienzellen haben einen **LANGEN DENDRITEN**, der bis in die Peripherie reicht und einen kurzen Neuriten, der entweder zu einer Zelle des Hinterhorns führt, oder einen langen Neuriten, der über die Hinterstrangbahn zur Medulla oblongata führt.

siehe Frage # 5

Das Spinalganglion ist daher rein **SENSIBEL**.

Die **SYMPATHISCHEN IMPULSE** werden in den Ganglien des **GRENZSTRANGS** umgeschaltet, der sich aber **AUSSERHALB** des Wirbelkanals, recht und links **NEBEN** und **VENTRAL** der Wirbelsäule befindet.

Hier werden sympathische Impulse verarbeitet.

42) Wie wirkt der Sympathicus auf folgende Organe:

a) Hautgefäße
b) Bronchien
c) Herz
d) Magen
e) Blasenentleerung
f) Speichelsekretion
g) Pupille
h) Darmperistaltik

Antwort:

☒ ⓐ Konstriktion
☒ ⓑ Dilatation
☒ ⓒ Tachykardie, Blutdrucksteigerung
☒ ⓓ Säuresekretionsminderung
☒ ⓔ Entleerungshemmung
☒ ⓕ Hemmung
☒ ⓖ Mydriasis
☒ ⓗ Hemmung

Stellen Sie sich wieder unseren Säbelzahntiger vor:

ⓐ Die **HAUTGEFÄSSE** sind eng, dadurch können die Krallen des Tigers keinen so großen Schaden anrichten.

ⓑ Die **BRONCHIEN** sind weit, da unsere Muskulatur ja **SAUERSTOFF** benötigt (*Asthmatiker bekommen im Anfall ein Sympathicomimeticum verabreicht!*)

ⓒ Das **HERZ**
- schlägt kräftig (*positiv inotrope Wirkung des Sympathicus*),
- die Überleitungszeit am AV-Knoten ist kurz (*positiv dromotrop*), und
- die Herzfrequenz ist beschleunigt (*positiv chronotrope Wirkung des Sympathicus*).

☞ Insgesamt liegt also eine **STEIGERUNG DES HERZMINUTENVOLUMENS** vor.

- Außerdem sind die peripheren Arteriolen geschlossen (*unsere Hautgefäße!*), so daß der **BLUTDRUCK** steigt.

ⓓ Der **MAGEN** bekommt einen Verdauungsstopp.
Die Verdauung braucht zuviel Blut und bei unserem Kampf mit dem Säbelzahntiger brauchen wir alles Blut in den Muskeln. Der Magen produziert im Sympathicustonus normalerweise (*fast*) **KEINE SÄURE** mehr und entleert sich nicht.

ⓔ Die **BLASE** bekommt ebenfalls einen Tätigkeitsstopp.
Stellen Sie sich die Peinlichkeit vor, wenn mitten im Kampf .... nein, sparen wir uns die Details.
Die Blasenentleerung ist sympathisch und parasympathisch gesteuert; im Sympathicustonus erfolgt **KEINE BLASENENTLEERUNG**.

ⓕ Die **SPEICHELSEKRETION** hat etwas mit Verdauung zu tun: im Sympathicustonus bekommt man einen **TROCKENEN MUND**.
Wenn Sie's nicht glauben, warten Sie auf die mündliche Prüfung!

ⓖ Die **PUPILLE** muß den groooßen Säbelzahntiger ganz erfassen - sie ist also **WEIT**.

- ● Der Sympathicus macht eine ➠ **MYDRIASIS**,
- ○ der Parasympathicus verursacht eine ➠ **MIOSIS**.

ⓗ Die **DARMPERISTALTIK** wird unter Sympathicuseinfluß auch gestoppt - *sonst wären wir ja soweit wie in Punkt* ⓔ ....

43) Welche Aussage/n ist/sind richtig?

a) Der Liquor wird von der Dura mater gebildet.

b) Der Liquor fließt im Subduralraum.

c) Die Pia mater stellt die mittlere Hirnhaut dar.

d) Der Liquor fließt in Duraduplikaturen, den Sinus.

e) Der Liquor ersetzt im Gehirn die Blutgefäße.

A) Keine Aussage ist richtig.
B) Nur Aussage b ist richtig.
C) Nur Aussagen a und c sind richtig.
D) Nur Aussagen d und e sind richtig.
E) Nur Aussage c ist richtig.

Antwort:

☒ Lösung Ⓐ

ⓐ Der **LIQUOR** wird vom **PLEXUS CHOROIDEUS** in den 4 Hirnventrikeln gebildet.
Der Plexus choroideus ist ein **KAPILLARGEFLECHT**, das von Gliazellen umgeben ist, die die **BLUT-HIRN-,** bzw. **BLUT-LIQUOR-SCHRANKE** bilden.

Die **DURA MATER** ist lediglich eine sehr feste Haut (*harte Hirnhaut*), die den ZNS-Raum umschließt.

☞ Sie ist die äußere Hirn- bzw. Rückenmarkshaut.

- Zwischen die beiden Großhirnhälften schiebt sich eine Duraduplikatur, die **FALX CEREBRI**;
- zwischen Großhirn und Kleinhirn schiebt sich eine weitere Duplikatur, das **TENTORIUM**.

ⓑ Der Liquor fließt im **SUBARACHNOIDALRAUM**, also unter der **ARACHNOIDEA**.
Die **ARACHNOIDEA**, die Spinnwebhaut folgt der Dura; sie ist die **MITTLERE HIRNHAUT**. Die Arachnoidea zählt mit der Pia mater zusammen zu den weichen Hirnhäuten.

Dort, wo die Dura und die Arachnoidea nicht genau der Oberfläche des Gehirns folgen, entstehen **ZISTERNEN**, z. B. an der Unterseite des Kleinhirns.

ⓒ Die **PIA MATER** ist die innerste Gehirnhaut; sie liegt dicht an der **OBERFLÄCHE** des Gehirns und des Rückenmarks. Die Pia mater führt Gefäße zum Hirn.

☞ Hier wird die **BLUT-HIRN-SCHRANKE** gebildet.

ⓓ **DURADUPLIKATUREN** gibt's - nur fließt hier **VENÖSES BLUT**.

☞ Der **LIQUOR** ist und bleibt im **SUBARACHNOIDALRAUM**.

- Das venöse Blut fließt innerhalb des Gehirns und des Rückenmarks in **NORMALEN VENEN** mit dreischichtigem Wandaufbau und Klappen;
- **AUSSERHALB** des Gehirns wird es in den **SINUS**, in den Duraduplikaturen, gesammelt.

Beispiele für solche Sinus sind:

- der **SINUS SAGITTALIS** (*unterm Scheitel*),
- der **SINUS RECTUS** (*im Tentorium*) oder
- der **SINUS CAVERNOSUS** (*in der Nähe der Sella turcica*).

☞ Alle Sinus münden früher oder später in die **V. JUGULARIS INTERNA**.

ⓔ Der Liquor ersetzt natürlich nicht die Blutgefäße; Liquor kann keinen Sauerstoff transportieren. (*Zum Sauerstofftransport ist Hämoglobin notwendig.*)

💡 Der **LIQUOR** ersetzt die **LYMPHGEFÄSSE**; er hat in etwa die gleiche Zusammensetzung wie Lymphe nur ohne Proteine.

Da das Gehirn in Liquor schwimmt, sind keine Lymphgefäße notwendig

📖 **siehe Amtsarztfragen HERZ/KREISLAUF VORKLINIK.**

44) Beurteilen Sie beide Aussagen und die Verknüpfung:

Der Babinski-Reflex ist beim gesunden Erwachsenen nicht auslösbar,

weil

der Babinski-Reflex auf eine Schädigung des ersten motorischen Neurons hinweist.

A) Beide Aussagen und die Verknüpfung sind richtig.
B) Beide Aussagen sind richtig.
C) Nur die erste Aussage ist richtig.
D) Nur die zweite Aussage ist richtig.
E) Keine Aussage ist richtig.

Antwort:

☒ Lösung Ⓐ

Der **BABINSKI-REFLEX** gehört zu den **PATHOLOGISCHEN REFLEXEN**; er ist ein

➡ **PYRAMIDENBAHNZEICHEN**.

Im **SÄUGLINGSALTER**, wenn die Pyramidenbahn noch nicht funktionsfähig ist, sind diese Reflexe **NORMAL**; sie verschwinden mit zunehmender Reife des Gehirns.

Wenn Sie beim Erwachsenen wieder auftauchen (*insbesondere wenn sie einseitig auslösbar sind*), ist das ein Hinweis darauf, daß die **PYRAMIDENBAHN** geschädigt ist. Das kann z. B. der Fall sein bei

- **ARTERIOSKLEROSE**, beim
- **M. ALZHEIMER** oder auch bei
- **MULTIPLER SKLEROSE**.

Die Pyramidenbahn besteht aus wenigen Neuronen:

- der Zellkörper des **ERSTEN NEURONS** sitzt im **GYRUS PRÄCENTRALIS** im Stirnlappen,
- der Zellkörper des **ZWEITEN NEURONS** ist meistens die **MOTORISCHE VORDERHORNZELLE**.

siehe Frage # 27

Deshalb spricht man auch von einer ...

➡ Schädigung des **ERSTEN MOTORISCHEN NEURONS**, wenn man ausdrücken will, daß die **PYRAMDIENBAHN** geschädigt ist, und von einer

➡ Störung des **ZWEITEN MOTORISCHEN NEURONS**, wenn man zum Ausdruck bringen will, daß das **α-MOTONEURON** geschädigt ist.

Anders ausgedrückt:

- bei einer Schädigung des **ERSTEN** motorischen Neurons liegen

  ➠ **PYRAMIDENBAHNZEICHEN** und
  ➠ ev. eine **SPASTISCHE LÄHMUNG** vor,

- ○ bei einer Schädigung des **ZWEITEN** motorischen Neurons ist mit einer

  ➠ **SCHLAFFEN LÄHMUNG** zu rechnen.

📖 **siehe Amtsarztfragen NERVENSYSTEM KLINIK.**

Zu den Pyramidenbahnzeichen gehören:

❶ Die Reflexe aus der **BABINSKI**-Gruppe.
Sie sind **IN JEDEM FALL PATHOLOGISCH** und ein **SICHERES ZEICHEN** für eine Pyramidenbahnschädigung.

ⓐ Der **BABINSKI-REFLEX**.

Bestreichen des lateralen Fußrandes löst eine tonische, d. h. eine langsame Dorsalbewegung (*Streckung*) der großen Zehe und ev. ein Spreizen der restlichen Zehen aus.

➠ Entscheidend ist die tonische Streckung der großen Zehe; das Spreizen der Zehen II bis V alleine kann nicht verwendet werden.

Es gibt weitere Möglichkeiten, die tonische Dorsalflexion der Großzehe auszulösen:

ⓑ **CHADDOCK-ZEICHEN**
Bestreichen des äußeren Fußrückens

ⓒ **OPPENHEIM-REFLEX**
Kneten der Wadenmuskulatur

ⓓ **STRÜMPELL'SCHES ZEICHEN**
Der Patient versucht das Knie zu beugen, während der Untersucher gleichzeitig einen mäßigen Druck auf das Knie ausübt. Dadurch kommt es auch zu einer tonischen Hebung der Großzehe.

❷ An der **HAND** sind die Pyramidenbahnreflexe nur verwendbar, wenn sie **EINSEITIG** auftreten.

ⓐ **TRÖMNER-REFLEX.**
Bei einem leichten Schlag gegen die Fingerkuppen der Finger II bis IV erfolgt eine Beugung der Fingerendglieder einschließlich des Daumens.

ⓑ **KNIPS-REFLEX.**
Man knipst gegen den Nagel des Mittel- und Ringfingers und erntet eine Beugung der Fingerendglieder einschließlich des Daumens.

ⓒ **WARTENBERG-REFLEX.**
Beim Fingerhakeln beugt sich reflektorisch auch das Daumenendglied.

45) Beurteilen Sie beide Aussagen und die Verknüpfung:

An der motorischen Einheit wird als Neurotransmitter Acetylcholin verwendet,

weil

eine motorische Einheit aus einem α-Motoneuron und den dazugehörigen Skelettmuskelfasern besteht.

A) Beide Aussagen und die Verknüpfung sind richtig.
B) Beide Aussagen sind richtig.
C) Nur die erste Aussage ist richtig.
D) Nur die zweite Aussage ist richtig.
E) Keine Aussage ist richtig.

Antwort:

☒ Lösung Ⓐ

Unter einer **MOTORISCHEN EINHEIT** versteht man den

- Neuriten einer **ZELLE DES MOTORISCHEN VORDERHORNS** plus
- die, von ihm innervierten **QUERGESTREIFTEN MUSKELFASERN**.

Immer, wenn ein efferenter Nerv auf Skelettmuskelfasern trifft, bildet sich als Synapse eine **MOTORISCHE ENDPLATTE** aus.

☞ *Und:* an der motorischen Endplatte wird **ACETYLCHOLIN** als Neurotransmitter verwendet.

Nochmal:

- die **PRÄSYNAPTISCHE MEMBRAN** wird von Endknöpfchen des Neuriten des α-Motoneurons gebildet,
- im **SYNAPTISCHEN SPALT** findet man Acetylcholin und die Cholinesterase, die das Acetylcholin inaktiviert,
- die **POSTSYNAPTISCHE MEMBRAN** wird gebildet von der Muskelzelle; sie enthält die Rezeptoren für das Acetylcholin.

Speziell an der motorischen Endplatte gilt: ein Aktionspotential des Nerven mit Neurotransmitterausschüttung führt **ZWANGSLÄUFIG** zu einer **MUSKELKONTRAKTION**.

➠ Bei den anderen Synapsen, die sich im ZNS noch befinden, ist das lange nicht der Fall.

Wenn ein Muskel viele motorische Einheiten besitzt, also viele Nervenzellen, die ihn versorgen, ist er gut **STEUERBAR**.

Deshalb besteht eine positive Korrelation zwischen den

- **MOTORISCHEN EINHEITEN**, dem
- **ACETYLCHOLINGEHALT** und der
- **STEUERBARKEIT DES MUSKELS**.

Beispiel für gut steuerbare Muskeln sind die **AUGENMUSKELN**.

Störungen der motorischen Endplatte, wie z. B. eine **BOTULINUSTOXINVERGIFTUNG** oder eine **CURAREINTOXIKATION**, machen sich daher am ehesten an der Augenmotorik bemerkbar.

Der Patient bemerkt **DOPPELBILDER**.

46) Welche Aussage/n ist/sind richtig?

a) Bei einer zentralen Facialisparese klagt der Patient über Doppelbilder.

b) Bei einer peripheren Facialisparese kann der Patient beidseits die Stirne runzeln.

c) Eine zentrale Facialisparese kann sich aufgrund einer chronischen Mittelohrentzündung entwickeln.

d) Ein Patient mit Facialisparese kann nicht die Zähne fest aufeinander beißen.

e) Ein Patient mit Facialisparese kann Geschmacksstörungen aufweisen.

A) Alle Aussagen sind richtig.
B) Nur Aussagen a, c, d und e sind richtig.
C) Nur Aussagen b, c und d sind richtig.
D) Nur Aussagen a und d sind richtig.
E) Nur Aussage e sind richtig.

Antwort:

☒ Lösung Ⓔ

Der **NERVUS FACIALIS**, der VII. Hirnnerv, ist ein **KIEMENBOGENNERV**.

Er enthält
- **SENSIBLE**,
- **MOTORISCHE** und
- **VEGETATIVE ANTEILE**.

➠ Der **MOTORISCHE ANTEIL** ist für die **MIMISCHE MUSKULATUR** des Gesichts verantwortlich.

➠ Der **SENSIBLE ANTEIL** läuft mit der **CHORDA TYMPANI** und führt Geschmacksfasern.

➠ Der **VEGETATIVE ANTEIL** ist für die **MUNDBODENDRÜSEN** und die **TRÄNENDRÜSEN** verantwortlich.

Die Besonderheit des Facialis ist, daß Fasern, die für die Stirninnervation da sind, von **BEIDEN FACIALISKERNEN** (*rechter und linker Kern*) versorgt werden. Beim einseitigen Ausfall eines Facialiskerns werden die Stirnäste der betroffenen Seite noch vom anderen Kern **MITVERSORGT**;

ⓑ der Patient kann bei einer **ZENTRALEN FACIALISPARESE** die Stirn **BEIDSEITS** noch runzeln.

Die restlichen mimischen Muskeln des Gesichts sind **SCHLAFF GELÄHMT**.

ⓐ Allerdings sind die **AUGENMUSKELN** keine mimischen Muskeln; sie werden vom III., IV. und VI. Hirnnerven versorgt.

ⓓ Auch die **KAUMUSKELN** sind keine mimischen Muskeln, sie bewegen Knochen (*keine Haut*) und werden vom **TRIGEMINUS** innerviert.

ⓔ Beim Ausfall des sensiblen Anteile z. B. bei einer **PERIPHEREN FACIALISPARESE** kommt es zu **GESCHMACKSSTÖRUNGEN** der vorderen 2/3 der Zunge.

Es sind hauptsächlich die Qualitäten **SÜSS** und **SALZIG** betroffen.

ⓒ Der Facialis hat einen etwas komplikationsträchtigen Verlauf: er verläuft durchs enge **MITTELOHR** und kann daher bei Schädigungen in diesem Bereich mit betroffen sein.

Besonders zu nennen sind **CHRONISCHE ENTZÜNDUNGEN**, die auch den Knochen angreifen.

Es handelt sich aber dann um eine **PERIPHERE FACIALISSCHÄDIGUNG**, die zu einer schlaffen Parese **ALLER** mimischen Muskeln der betroffenen Seite führt.

Eine **ZENTRALE FACIALISLÄHMUNG** kommt gern durch eine **TIA** zustande, eine kurze Durchblutungsstörung des Gehirns.

Bei einer TIA sind alle neurologischen Symptome spontan innerhalb von 24 Stunden reversibel.

siehe Amtsarztfragen NERVENSYSTEM KLINIK

47) In welche 6 Abschnitte gliedert sich das ZNS?

Antwort:

☒ Rückenmark,
☒ Medulla oblongata,
☒ Rautenhirn,
☒ Mittelhirn,
☒ Zwischenhirn,
☒ Großhirn

Das **ZNS** teilt man anatomisch in (*relativ*) markante Abschnitte ein:

- Das **RÜCKENMARK, MEDULLA SPINALIS**, das beim Erwachsenen vom Hinterhaupt bis zum 1. Lendenwirbel reicht.

- Daran schließt sich die **MEDULLA OBLONGATA**, das **MYELENCEPHALON**, an. Hier befinden sich die Kerne der unteren Hirnnerven.

In der Medulla oblongata werden die Hinterstränge auf ihr zweites Neuron umgeschaltet.
Hier kreuzt auch die Pyramidenbahn.

- Zum **RAUTENHIRN**, dem **METENCEPHALON**, gehört
  - das Kleinhirn,
  - die Pons und
  - der 4. Ventrikel.

☞ Das Rautenhirn wird manchmal auch **HINTERHIRN** genannt.

Am Boden des 4. Ventrikels liegen die lebenswichtigen Zentren. Hier liegen auch noch Kerne, die zum extrapyramidal-motorischen System gehören.

- Das **MITTELHIRN**, das **MESENCEPHALON**, enthält oben (*dorsal*)

  - die **VIERHÜGELPLATTE** (*Lamina tecti*).

  Die Vierhügelplatte ist **SENSORISCH**; die oberen 2 Hügel dienen der Umschaltung optischer Reflexe (*die Pupillenreflexe*), die unteren 2 Hügel dienen der Umschaltung akustischer Reflexe.

  - Ventral, unten (*schädelbasiswärts*) liegen die **HIRNSCHENKEL** (*Pedunculi cerebri*), die Fasern (*Neuriten*) von Rindenzellen in Richtung Medulla oblongata führen.

  Bitte beachten Sie, daß diese Fasern hier noch nicht gekreut haben; sie kreuzen erst in der Medulla oblongata.

  - Das Gebiet zwischen der Vierhügelplatte und den Hirnschenkeln heißt **TEGMENTUM** (*Haube*). Das Tegmentum enthält die

    - **SUBSTANTIA NIGRA** und den
    - **NUCLEUS RUBER** (*extrapyramidales System*), sowie die
    - Hirnnervenkerne des N. oculomotorius und des N. trochlearis.

  Hier ist auch die **FORMATIO RETICULARIS** am deutlichsten ausgeprägt.

    - Innerhalb des Tegmentums verläuft der **AQUÄDUCT**, der den 3. und den 4. Ventrikel verbindet.

- Das **ZWISCHENHIRN** enthält den 3. Ventrikel.

  - Zum Zwischenhirn gehört der paarige **THALAMUS**; er liegt rechts und links des 3. Ventrikels. Der Thalamus filtert die Afferenzen, die zur Großhirnrinde ziehen.

    - Die **SEHBAHN** wird im **CORPUS GENICULATUM LATERALE** (*seitlicher Kniehöcker*) kontrolliert,

    - die **HÖRBAHN** im **CORPUS GENICULATUM MEDIALE** (*mittlerer Kniehöcker*).

    Beide Kniehöcker sind ein Teil des Thalamus.

  - Von den **EXTRAPYRAMIDALEN GANGLIEN** gehört der **GLOBUS PALLIDUS** zum Zwischenhirn.

  - Oberhalb des Thalamus liegt die **ZIRBELDRÜSE** (*Corpus pineale*). Sie steht im Dienst der Regelung der **GONADOTROPINSEKRETION** des **HYPOPHYSENVORDERLAPPENS** und stellt außerdem unser „**BIOLOGISCHES UHRWERK**“ dar.

  - Unterhalb des 3. Ventrikels liegt der **HYPOTHALAMUS**; er regelt den

    - **HORMONHAUSHALT** und die

    - Aktivität des **VEGETATIVEN NERVENSYSTEMS**.

siehe Amtsarztfragen HORMONSYSTEM.

- Beim **GROSSHIRN** unterscheidet man die

  - **GROSSHIRN-BASALGANGLIEN**, zu denen u. a. der

    - Nucl. caudatus und das
    - Putamen gehören und die

  - **GROSSHIRNRINDE**.

  Die Großhirnrinde ist in ihrer Gesamtheit Sitz unseres **BEWUSSTSEINS**.

    - Die **PROJEKTIONSBAHNEN DER RINDENZELLEN** verlaufen in der

      ➡ **CAPSULA INTERNA**,

    - die **ASSOZIATIONSFASERN** verlaufen im

      ➡ **BALKEN**.

Die Rinde ist in
➠ **GYRI** und
➠ **SULCI**

geformt; man unterscheidet

- ⊙ einen paarigen **STIRNLAPPEN**, der im Dienst der
  ➠ **MOTORIK** steht,
- ⊙ einen paarigen **SCHEITELLAPPEN**, der im Dienst der
  ➠ **SENSORIK** steht,
- ⊙ einen paarigen **TEMPORALLAPPEN**, der im Dienst der
  ➠ **HÖRFUNKTION** steht und
- ⊙ einen paarigen **OCCIPITALLAPPEN**, der im Dienst der
  ➠ **OPTIK** steht.

- ⊙ Der **STIRNLAPPEN** enthält den **GYRUS PRÄCENTRALIS** als primäres motorisches Rindenfeld, und das **BROCA-SPRACHZENTRUM** als Beispiel für ein sekundär motorisches Feld;
- ⊙ der **SCHEITELLAPPEN** enthält den **GYRUS POSTCENTRALIS** als primäres sensorisches Feld;
- ⊙ der **TEMPORALLAPPEN** enthält die **HESCHL'SCHE QUERWINDUNG** als primäres akustisches Feld und das **WERNICKE-ZENTRUM** als sekundäres Hörfeld;
- ⊙ der **OCCIPITALLAPPEN** enthält die **FISSURA CALCARINA** als primäres optisches Feld.

Die **BASALGANGLIEN**
⊙ **NUCLEUS CAUDATUS** und
⊙ **PUTAMEN**

gehören zum **EXTRAPYRAMIDAL-MOTORISCHEN SYSTEM**.

Weiterhin gehören hier noch Kerne des **LIMBISCHEN SYSTEMS** dazu.

48) Nennen Sie jeweils 2 Muskeln, die der N. radialis, der N. ulnaris und der N. medianus versorgt!

Antwort:

☒ N. radialis:	➠	M. brachioradialis,
	➠	M. extensor digitorum communis
☒ N. medianus:	➠	M. flexor digitorum superificialis,
	➠	M. flexor carpi radialis
☒ N. ulnaris:	➠	M. flexor carpi ulnaris,
	➠	Mm. interossei

☒ Der **N. RADIALIS** ist für die **STRECKER** am

- ● **OBERARM** und am
- ○ **UNTERARM** verantwortlich.

● Zu den Streckern am Oberarm gehört der

- ● **M. TRICEPS,**

○ zu den Streckern am Unterarm gehören z. B.

- ○ die beiden Handstrecker (***M. EXTENSOR CARPI ULNARIS*** *und* ***M. EXTENSOR CARPI RADIALIS***) sowie
- ○ die Fingerstrecker (***M. EXTENSOR DIGITORUM***).

Weitere Muskeln, die vom **RADIALIS** versorgt werden:

- ○ M. extensor pollicis longus, M. extensor poll. brevis, M. adductor pollicis longus,
- ○ M. extensor indicis, M. extensor digiti minimi
- ○ M. extensor carpi radialis longus und brevis und M. extensor carpi ulnaris,
- ○ M. supinator.
- ○ M. brachioradialis

Der N. radialis verläuft an der Dorsalseite (Streckseite) des Ober- und den Unterarms.

☞ *Für diejenigen, die's gerne vollständig haben: die Beuger am Oberarm (M. biceps, M. brachialis, M. coracobrachialis) versorgt der* ***N. MUSCULOCUTANEUS.***

☒ Der **N. MEDIANUS** und der **N. ULNARIS** teilen sich die **BEUGERLOGE** am Unterarm:

- der **N. ULNARIS** versorgt die ➠ **KLEINFINGERSEITE,**
- der **N. MEDIANUS** versorgt die ➠ **DAUMENSEITE.**

Der **N. MEDIANUS** versorgt alle **BEUGEMUSKELN AM UNTERARM** (*mit Ausnahme des M. flexor carpi ulnaris und den ulnaren Teil des M. flexor digitorum profundus*).

☞ Also: der M. flexor carpi radialis und der M. flexor digitorum superficialis werden vom **MEDIANUS** versorgt.

Weiter Muskeln, die vom **MEDIANUS** versorgt werden:

in der Hand:

- ⊙ M. opponens und
- ⊙ M. abductor pollicis

am Unterarm:

- M. flexor pollicis longus,
- M. flexor digitorum superficialis,
- M. flexor digitorum prof. (*bes. Zeigefinger*),
- M. flexor carpi radialis,
- M. palmaris longus,
- M. pronator teres und
- M. pronator quadratus

Der **N. MEDIANUS** versorgt **SENSIBEL** die Finger I, II, III und die Radialseite des Ringfingers; außerdem führt der Medianus viele **VEGETATIVE FASERN**.

☒ Der **N. ULNARIS** innerviert den Rest: die wenigen Beuger, die auf der **ULNAREN SEITE** des Unterarms liegen (*M. flexor carpi ulnaris*) und, vor allem, die **KLEINEN HANDMUSKELN**.

Hierzu gehören besonders die

- Mm. interossei und die
- M. lumbricales der ulnaren Seite, sowie die
- Muskulatur des Kleinfingerballens.

Weitere Muskeln, die vom N. ulnaris versorgt werden:

in der Hand:

- ⊙ M. flexor pollicis brevis,
- ⊙ M. flexor V,
- ⊙ M. opponens V und
- ⊙ M. abductor digiti minimi,
- ⊙ M. adductor pollicis,
- ⊙ Mm. interossei palmares et dorsales

am Unterarm:

- M. flexor digitorum profundus (*ulnarer Teil*),
- M. flexor carpi ulnaris

☞ **SENSIBEL** innerviert der Ulnaris die **ULNARSEITE DER HAND**.

49) Welche Aussage ist falsch?

A) Der N. oculomotorius versorgt den M. rectus medialis des Auges.

B) Der N. oculomotorius innerviert den Ziliarmuskel.

C) Der N. oculomotorius vermittelt den Lidschluß.

D) Der N. abducens versorgt den M. rectus lateralis des Auges.

E) Der N. trochlearis bewegt das Auge in einer Rotationsbewegung nach unten.

Antwort:

☒ Lösung Ⓒ

Der **AUGENBULBUS** wird von 6 quergestreiften Muskeln bewegt.

Im einzelnen handelt es sich um:

- **M. RECTUS BULBI MEDIALIS** und **LATERALIS** für die waagrechten Bewegungen.

Ⓐ ➠ Der M. rectus medialis wird vom **N. OCULOMOTORIUS** (*III.*) versorgt, der

Ⓓ ➠ M. rectus lateralis vom **N. ABDUCENS** (*IV.*).

Für die Bewegungen nach oben und unten gibt es den

- **M. RECTUS BULBI SUPERIOR** und **INFERIOR**

➠ Beide Muskeln werden vom **N. OCULOMOTORIUS** versorgt.

Dann gibt es noch 2 Rotatoren, den

- **M. OBLIQUUS SUPERIOR** und **INFERIOR**

➠ Der M. obliquus superior wird durch eine Knochenöse (*lat.: trochlea*) umgeleitet und vom **N. TROCHLEARIS** (*IV.*) versorgt, der

➠ M. obliquus inferior gehört zum **N. OCULOMOTORIUS**.

Ⓔ Da die Rotatoren exzentrisch ansetzen, hat der

- obere Rotator die Funktion einer
  - Abduktion,
  - Senkung und
  - Innenrotation des Augapfels, der

- untere Rotator die Funktion eine
  - Abduktion,
  - Hebung und
  - Außenrotation.

Soweit, sogut.

Bis auf den M. rectus lateralis und den M. obliquus sup. werden also alle Augenmuskeln vom **N. OCULOMOTORIUS** versorgt.

Ⓑ Der N. oculomotorius führt außerdem **VEGETATIVE, PARASYMPATHISCHE FASERN** für die glatten Muskeln der Pupille (*M. sphincter pupillae*) und den **ZILIARKÖRPER**.

Weiterhin versorgt der N. oculomotorius einen quergestreiften Muskel, der in der Orbita zu finden ist, den M. levator palpebrae. Dieser Muskel vermittelt die **HEBUNG DES OBERLIDES**.

Ⓒ ***Aber***: der N. oculomotorius ist total unschuldig an der **SCHLIESSUNG DER AUGENLIDER**! Schließen der Augenlider ist ein Funktion der **MIMISCHEN MUSKULATUR** und fällt damit in den Verantwortungsbereich des **N. FACIALIS** (*VII*).

50) Ordnen Sie zu:

A) aufsteigendes Fasersystem
B) absteigendes Fasersystem

1) Pyramidenbahn
2) Hinterstränge
3) Tr. rubrospinalis
4) Tr. vestibulospinalis
5) Tr. spinovestibularis
6) Lemniscus medialis

Antwort:

☒ Ⓐ ②⑤⑥
☒ Ⓑ ①③④

Eigentlich leicht, oder?

AUFSTEIGENDE FASERSYSTEME sind **AFFERENT**, d. h. sie transportieren Informationen **ZUM** Gehirn.

② Die **HINTERSTRÄNGE** leiten die **EPIKRITISCHE SENSIBLITÄT**, die Tastsensiblität, zum Gehirn.

☞ Sie sind damit **AFFERENT**.

Wissen sie noch?

Die Hinterstränge enthalten die Neuriten der **PSEUDOUNIPOLAREN GANGLIENZELLEN** des Spinalganglions und laufen zunächst ungekreuzt **IPSILATERAL** (*auf der gleichen Seite*) zur **MEDULLA OBLONGATA**.

Hier beginnt das zweite sensible Neuron, die Bahnen kreuzen auf die Gegenseite und heißen jetzt **LEMNISKUS MEDIALIS**.

⑥ Der Lemniskus medialis zieht zum **THALAMUS** und wird von dort zum **GYRUS POSTCENTRALIS** des **SCHEITELLAPPENS** projiziert.

⑤ Der **TRACTUS SPINOVESTIBULARIS** zieht vom Rückenmark Richtung Kleinhirn.

Sie sollten sich die Panik vor längeren Wörtern abgewöhnen; längere Wörter sind meist logischer und beschreiben deutlicher den Inhalt ihrer Bedeutung als „verständlichere", kürzere Wörter.

☞ *Also*: der **TRACTUS SPINOVESTIBULARIS** ist eine Bahn (*Tractus*), die vom Rückenmark (*Medulla spinalis*) zu den Vestibular-Umschaltstellen im Kleinhirn führt.

Die Bahn verläuft im Vorderseitenstrang und enthält besonders dicke Neuriten.

Sie ist damit eine der schnellsten Bahnen im Körper.

ABSTEIGENDE FASERSYSTEME sind EFFERENT; sie transportieren Informationen **IN DIE PERIPHERIE**.

① *Die **PYRAMIDENBAHN** haben Sie aber erkannt!*

➠ Sie entspringt am **GYRUS PRÄCENTRALIS** des Stirnlappens (*Sitz des ersten motorischen Neurons*), verläuft ...

- ↳ durch die **CAPSULA INTERNA**
- ↳ vorbei an den **BASALGANGLIEN** und am **THALAMUS** und
- ↳ taucht schließlich an der Unterseite des Gehirns (*basal*) in Höhe des Mittelhirns wieder auf.

Die Bahn heißt hier **PEDUNCULI CEREBRI**, die **HIRNSCHENKEL**.

Sie enthält immer noch ipsilateral verlaufende, d. h. ungekreuzte Fasern.

Die Pyramidenbahn schlängelt sich dann weiter

- ↳ an der Unterseite des Gehirns und führt
- ↳ unter der **BRÜCKE** (*Pons*) hindurch.

Motorische Hirnnervenkerne, die auf ihrem Weg liegen, werden natürlich sofort versorgt. Das bedeutet, daß die Fasern, die z. B. den Facialiskern versorgen, **NICHT GEKREUZT SIND**

➠ der **RECHTE** Gyrus präcentralis innerviert den

➠ **RECHTEN** Facialiskern.

↳ In Höhe der **MEDULLA OBLONGATA** sind die Fasern schon bemerkenswert weniger geworden; der Querschnitt der basal liegenden Fasern ist jetzt dreieckig, also **PYRAMIDENFÖRMIG**.

Diese Stelle hat der gesamten Bahn ihren Namen gegeben.

↳ In Höhe des **OLIVENKERNS** kreuzt der Großteil der Fasern der Pyramidenbahn auf die gegenüberliegende Seite und verläuft als **TRACTUS CORTICOSPINALIS** (*vom Kortex zum Rückenmark*) oder auch **TRACTUS PYRAMIDALIS** im Vorderseitenstrang

↳ abwärts **ZUM JEWEILIGEN SEGMENT**.

Die meisten Fasern enden nicht direkt am α-Motoneuron, dem „offiziellen" zweiten motorischen Neuron, sondern an einen Interneuron, z. B. an der ***RENSHAW-ZELLE****.*

☞ *Um die Sache etwas interessanter zu gestalten, gibt es noch eine kleine Gruppe von Pyramidenfasern, die das Lehrbuch einfach nicht lesen wollen, und die* ***ungekreuzt*** *im Vorderstrang abwärts laufen. Sie versorgen z. T. die obere Extremität und kreuzen jeweils erst segmental.*

③ Der **TRACTUS RUBROSPINALIS** führt die **EXTRAPYRAMIDALMOTORIK** im Vorderseitenstrang abwärts.
Die Impulse der Extrapyramidalbahn werden in den Basalganglien, sowie den Kernen des Mittelhirns und den Kleinhirnkernen berechnet. Das fertige Programm liegt im **NUCLEUS RUBER** vor; die Bahn kreuzt im Mittelhirn und führt dann zu den jeweiligen Interneuronen des betreffenden Segments des Rückenmarks.

④ Der **TRACTUS VESTIBULOSPINALIS** führt Kleinhirnefferenzen in die Peripherie; es handelt sich um eine Bahn, die dicke Neuriten enthält und die damit sehr schnell ist.

Die Neuriten enden wieder an den Interneuronen des betreffenden Segmentes.

51) Welche Aussage ist richtig?

Die Kontaktstelle einer Nervenzelle mit einer Skelettmuskelfaser heißt:

A) motorische Einheit
B) Nervenendplatte
C) Myoneuronalverbindung
D) motorische Endplatte
E) Acetylcholin

Antwort:

☒ Lösung Ⓓ

Eine Sechser-Bremse.

Die Kontaktstelle einer Nervenzelle mit einer quergestreiften Muskelfaser ist eine Synapse, deren Funktion relativ gut erforscht ist. Es handelt sich um die

Ⓓ ➠ **MOTORISCHE ENDPLATTE.**

Die präsynaptische Membran dieser Synapse bildet das Endknöpfchen einer Zelle, die im Vorderhorn des Rückenmarks sitzt,

➠ das **α-MOTONEURON.**

Ⓔ Als Überträgersubstanz wird in der motorischen Endplatte **ACETYLCHOLIN** benutzt; der Neurotransmitter wird durch das, im synaptischen Spalt immer vorhandene Enzym **CHOLINESTERASE** gespalten und damit inaktiviert.

Die **POSTSYNAPTISCHE MEMBRAN** gehört der quergestreifen Muskelfaser; sie enthält die entsprechenden **ACETYLCHOLIN-REZEPTOREN**.

Eine Besonderheit der motorischen Endplatte ist, daß ein Aktionspotential am Nerven, und damit eine Transmitterausschüttung, **IMMER** eine Reaktion der Muskelfaser auslöst.

Im ZNS müssen Nerven- und Synapsenaktionen nicht zwangsläufig eine beobachtbare Wirkung zeigen.

Ⓐ Unter einer **MOTORISCHEN EINHEIT** versteht man einen **NERVEN** (***SAMT NEURITEN***) und die, von ihm innervierten **SKELETTMUSKELFASERN**.

☞ *Die Anzahl der motorischen Einheiten ist ein Maß für die **STEUERBARKEIT** des Muskels.*

Muskeln mit vielen motorischen Einheiten sind gut steuerbar - Beispiel

- Augenmuskeln,
- Kehlkopfmuskeln,
- Fingermuskeln.

Muskeln mit wenigen motorischen Einheiten sind nicht genau steuerbar - Beispiel:

- Bein- und
- Hüftmuskeln.

Die anderen Begriffe, die in der Frage genannt worden sind

Ⓒ ● **MYONEURONALVERBINDUNG** und

Ⓑ ● **NERVENENDPLATTE**,

gibt es nicht.

52) Welche Aussage ist richtig?

Bei einem kompletten, plötzlichen Verschluß der rechten A. carotis interna sind folgende Erscheinungen zu erwarten:

A) Lähmung der rechten Gesichtshälfte, Lähmung des linken Beines und linken Armes

B) Lähmung der rechten Gesichtshälfte, Lähmung des rechten Beines und des rechten Armes.

C) Lähmung der linken Gesichtsfeldhälfte, Lähmung des linken Beines und des linken Armes.

D) Lähmung der linken Gesichtsfeldhälfte, Lähmung des rechten Beines und rechten Armes.

E) Lähmung beider Arme und Beine (*Tetraplegie*)

Antwort:

☒ Lösung Ⓐ

Ein Test, der wohl mehr Ihre Streßfestigkeit beurteilen kann. Es ist hier von motorischen Symptomen die Rede, und die sind halbwegs logisch beurteilbar.

- Die rechte **CAROTIS INTERNA** versorgt die
  - rechte **GEHIRNHÄLFTE** mit dem
  - rechten **GYRUS PRÄCENTRALIS** des Stirnlappens.

Vom Gyrus präcentralis geht die **PYRAMIDENBAHN** aus.

Die Pyramidenbahn verläuft **IPSILATERAL**, also ungekreuzt bis zur **MEDULLA OBLONGATA**.

☞ Die **RECHTE PYRAMIDENBAHN** versorgt also die

➡ **HIRNNERVENKERNE** auf der ● **RECHTEN** Seite und die

➡ **KÖRPERMUSKELN** auf der ○ **LINKEN** Seite.

Beim Ausfall des **RECHTEN** Tractus pyramidalis fallen daher die

HIRNNERVENKERNE auf der ● **RECHTEN** Seite aus und die

INNERVATION auf der ○ **LINKEN** Körperseite.

Ⓐ Es handelt sich also um eine

- ● Lähmung der **GESICHTSMUSKELN** auf der **RECHTEN** Seite (*Facialiskern*) und eine
- ○ Lähmung des **LINKEN BEINES** und **LINKEN ARMES** auf der **LINKEN** Seite.

Eine komplette

Ⓑ ● rechts- oder

Ⓒ ○ linksseitige Lähmung

ist nicht durch eine Durchblutungsstörung zu erklären; es könnte sich höchstens um eine systemische Krankheit handeln, bei der die Zellen des motorischen Vorderhorns und ihrer Entsprechungen im Hirnstamm zugrunde gehen.

Es handelt sich z. B. um die **AMYTROPHE LATERALSKLEROSE.**

siehe Amtsarztfragen NERVENSYSTEM KLINIK

Ⓓ Eine Lähmung der linken Gesichtsfeldhälfte und Lähmung der rechten Körperseite weist auf eine linksseitige Durchblutungsstörung hin.

Ⓔ Eine **TETRAPLEGIE** kann z. B. beim **APALLISCHEN SYNDROM** auftreten oder bei ähnlich gearteten Störungen im Bereich des **MITTELHIRNS**. Es muß zu einem symmetrischen Ausfall beider Hirnschenkel oder der Capsula interna kommen.

53) Welche Aussage ist richtig?

Bei Schädigungen des XII. Hirnnerven treten folgende Symptome auf:

A) Geschmacksstörungen
B) Sprachstörungen
C) Gesichtslähmung
D) Kieferschmerzen
E) Geruchsstörungen

Antwort:

☒ Lösung Ⓑ

Der **XII. HIRNNERV**, der **N. HYPOGLOSSUS** ist ein rein motorischer Nerv.

☞ Er innerviert die Zunge; sowohl die Binnenmuskulatur also auch die, von den benachbarten Knochen einstrahlenden Muskelfasern (*z. B. M. genioglossus, M. hyoglossus, M. styloglossus*). Der Kern des N. hypoglossus liegt in der **MEDULLA OBLONGATA**.

Ⓑ Bei einer Schädigung des Nerven läßt sich also die Zunge nicht mehr so gut bewegen; üblicherweise macht sich das als erstes in Sprachstörungen („*schwere Zunge*“) bemerkbar.

Ⓐ **GESCHMACKSSTÖRUNGEN** können auftreten, wenn sensorische Geschmacksfasern geschädigt sind: die vorderen 2/3 der Zunge werden sensorisch vom **N. FACIALIS** (*VII*) versorgt; der sensorische Teil des Facialis läuft mit der **CHORDA TYMPANI**.

Das hintere Drittel der Zunge wird sensorisch vom **N. GLOSSOPHARYNGEUS** (*IX.*) versorgt.

Ⓒ Eine Gesichtslähmung weist auf eine Schädigung des **N. FACIALIS** hin (*VII.*).

Eine **ZENTRALE FACIALISLÄHMUNG** erkennt man daran, daß der Patient die Stirne beidseits runzeln kann, bei einer **PERIPHEREN FACIALISPARESE** ist die komplette Seite des Gesichts gelähmt.

Ⓓ **KIEFERSCHMERZEN** können aus mannigfaltigen Ursachen heraus auftreten:

- Probleme am Gelenk selbst (*Rheuma*),
- Zahnanomalien,
- chronische Verspannungen der Kaumuskeln etc..

Ⓔ **GERUCHSSTÖRUNGEN** weisen hin auf den .... *wissen Sie noch den Nerven?*

N. OLFACTORIUS ➡ den **RIECHNERV**.

Der **N. OLFACTORIUS** ist ein vorgeschobener Hirnteil, der im **BULBUS OLFACTORIUS** die Riechinformationen sofort, an Ort und Stelle verarbeitet. Das Riechhirn gehört zum **ZWISCHENHIRN**; die Geruchsinformationen kommen nur auf Umwegen zur Großhirnrinde.

Gerüche haben deshalb eine emotionale Tönung und sind schlecht in abstrakten Worten zu beschreiben.

54) Beurteilen Sie beide Aussagen und die Verknüpfung:

Bei einer Hypoglossusparese rechts weist die herausgestreckte Zunge nach rechts

weil

der N. hypoglossus auch den M. genioglossus innerviert.

A) Beide Aussagen und die Verknüpfung sind richtig.
B) Beide Aussagen sind richtig.
C) Nur die erste Aussage ist richtig.
D) Nur die zweite Aussage ist richtig.
E) Keine Aussage ist richtig.

Antwort:

☒ Lösung Ⓐ

Der **N. HYPOGLOSSUS** ist ein rein **MOTORISCHER** Hirnnerv und innerviert alle Muskeln, die etwas mit einer Bewegung der Zunge zu tun haben.

Er kann daher auch die Zunge herausstrecken.

➠ der dazugehörige Muskel ist der **M. GENIOGLOSSUS**.

Der Muskel hat seinen Ursprung innen und vorne am Unterkieferknochen und strahlt in den Zungenkörper ein. Wenn er sich kontrahiert, fällt der vordere Teil der Zunge nach vorne; man kann die Zunge rausstrecken.

Soweit, sogut:

Beim Ausfall des **RECHTEN** N. hypoglossus bleibt, bei dem Versuch die Zunge rauszustrecken, die **RECHTE** Hälfte der Zunge drinnen, die linke wird rausgestreckt. Dadurch verzieht sich die Spitze der Zunge nach **RECHTS** (*der Bogen, den die Zunge beschreibt, ist rechts kleiner als links*).

☞ *Ergo*:

Die **ZUNGENSPITZE** weist bei einer peripheren, **EINSEITIGEN HYPOGLOSSUSPARESE** immer auf die **SEITE DER SCHÄDIGUNG**.

55) Welche Aussage/n ist/sind richtig?

a) Die Liquorbildung findet nur im 1. und 2. Ventrikel statt.

b) Zwischen dem 2. und 3. Ventrikel liegt der Aquäduct.

c) Der 4. Ventrikel liegt unter dem Kleinhirn.

d) Der Zentralkanal stellt die Fortsetzung des 4. Ventrikels in das Rückenmark dar.

e) Der 3. und 4. Ventrikel liegt im Hirnstamm.

A) Alle Aussagen sind richtig.
B) Nur Aussagen a, d und e sind richtig.
C) Nur Aussagen b, c, d und e sind richtig.
D) Nur Aussagen c und d sind richtig.
E) Nur Aussagen b und e sind richtig.

Antwort:

☒ Lösung Ⓓ

Die **VENTRIKEL** stellen die physiologischen Hohlräume im Gehirn dar.

Sie sind entwicklungsgeschichtlich aus Erweiterungen des Zentralkanals des Rückenmarks hervorgegangen.

Vom **RÜCKENMARK** ausgehend, erweitert sich der Zentralkanal im Bereich des Hirnstamms zum **4. VENTRIKEL**.

ⓓ Umgekehrt ausgedrückt: der **4. VENTRIKEL** geht in den **ZENTRALKANAL** des Rückenmarks über.

ⓒ Der 4. Ventrikel liegt **UNTER DEM KLEINHIRN**. Da der 4. Ventrikel in der Draufsicht rautenförmig ist, heißt er auch **RAUTENGRUBE**.

Am Boden der Rautengrube liegen viele vegetative Zentren.

Wenn man weiter nach kranial vorstößt, geht der 4. Ventrikel im Bereich des **MITTELHIRNS** in den **AQUÄDUCT** über.
Im Bereich des Zwischenhirns erweitert sich der Aquäduct zum **3. VENTRIKEL**.

ⓑ Der **AQUÄDUCT** befindet daher zwischen dem 3. und 4. Ventrikel im Mittelhirnbereich.

ⓔ Da der 3. Ventrikel im Zwischenhirn liegt, und sich nur der 4. Ventrikel im Hirnstamm befindet, ist die Aussage ⓔ daher auch falsch.

Vom 3. Ventrikel gehen die beiden **SEITENVENTRIKEL** ab, die sich jeweils in einer Großhirnhälfte ausbreiten.

ⓐ Der Liquor wird in **ALLEN 4 VENTRIKELN** gebildet.

Der Liquor wird im **PLEXUS CHOROIDEUS** gebildet und fließt von den ersten beiden Ventrikeln, den Seitenventrikeln, durch die **FOR. MONROI** in den 3. Ventrikel, von dort über den Aquäduct zum 4. Ventrikel.

➡ Hier fließt ein geringer Teil des Liquors in den Zentralkanal des Rückenmarks weiter,

➡ der größte Teil fließt über 3 Öffnungen (*Foramina Lueschkae und Foramen Magendi*) in den **SUBARACHNOIDALRAUM**.

Erinnern Sie sich noch?

Der Plexus choroideus stellt ein Kapillargeflecht dar, das mit speziellen Glia-Zellen, den **EPENDYM-ZELLEN** überzogen ist.

☞ Diese Zellen bilden die **BLUT-HIRN-**, bzw. **BLUT-LIQUOR-SCHRANKE**.

56) Was ist ein Reflexbogen?

Antwort:

☒ Ein Reflexbogen besteht aus einem afferenten und einem efferenten Schenkel. Die sensiblen Informationen werden im ZNS auf eine motorische Efferenz umgeschaltet.

➡ Ein **REFLEX** ist eine automatisch ablaufende Bewegung, die durch eine sensible Afferenz bedingt ist.

➡ Unter einem **REFLEXBOGEN** versteht man die zu- und abführenden **AXONE** plus die **UMSCHALTZELLEN** des ZNS.

💡 Jede (*motorische*) Äußerung braucht eine **SENSIBLE KONTROLLE**; somit besteht eigentlich das ganze Nervensystem funktionell aus Reflexbögen.

- Der einfachste Reflexbogen ist der **EIGENREFLEXBOGEN**:
  - Die **AFFERENTEN** Fasern sind die Dendriten der pseudounipolaren Ganglienzelle des Spinalganglions. Sie führen Informationen aus Muskel- und/oder Sehnenspindeln.

    Der Neurit der pseudounipolaren Ganglienzelle wird im Hinterhorn auf die **RENSHAW-ZELLE** umgeschaltet, wobei die Renshaw-Zelle **GEHEMMT** wird.
  - Dadurch wird das dazugehörige **α-MOTONEURON ENTHEMMT** (= *aktiviert*) und es resultiert eine vermehrte Anspannung des **MUSKELS**.

  Die efferenten Fasern des Eigenreflexbogens sind also die Neuriten der motorischen Vorderhornzelle.

☞ In der Peripherie bildet sich als Synapse die **MOTORISCHE ENDPLATTE** aus, die als Neurotransmitter wieder **ACETYLCHOLIN** verwendet.

- Der Fremdreflexbogen läuft über mehrere Segmente des Rückenmarks; sonst bleibt aber alles, wie gehabt:
  - die **AFFERENZEN** laufen wieder über die Dendriten der pseudounipolaren Ganglienzelle des Spinalganglions,
  - die **EFFERENZEN** über die motorische Vorderhornzelle.

  Dazwischen sind mehrere **INTERNEURONE** von unterschiedlichen Segmenten des Rückenmarks geschaltet. (*Interneurone sind solche Neurone, deren Neuriten das Rückenmark oder das Gehirn nicht verlassen.*)

- Ein weiterer Reflexbogen läuft über das **KLEINHIRN**; Afferenzen sind jetzt wieder die Muskel- und Sehnenspindeln des Körpers, sowie das Gleichgewichtsorgan.

- Es gibt auch im **GROSSHIRNBEREICH** Reflexbögen: z. B. wird die gesprochene Sprache (***motorisches*** *Broca-Sprachzentrum im Stirnlappen*) ständig vom **sensorischen** Wernicke-Zentrum im Temporallappen kontrolliert.
  Deshalb haben Menschen, die nicht hören können, große Problem mit dem normalen Sprechen (Taubstummheit).

Sie sehen aber, daß alle Reflexe letztlich wieder an der **MOTORISCHEN VORDERHORNZELLE** "münden"; man kann formulieren, daß das motorische Vorderhorn die **GEMEINSAME ENDSTRECKE** aller Reflexe ist.

Bei einem Ausfall des motorischen Vorderhorns oder seines Neuriten sind daher überhaupt **KEINE REFLEXE** im betroffenen Gebiet mehr auszulösen (*schlaffe Lähmung*).

57) Welche Aussage/n ist/sind richtig?

Folgende Reflexe sind Eigenreflexe:

a) Bicepssehnenreflex
b) Bauchdeckenreflex
c) Achillesssehnenreflex
d) Babinski-Reflex
e) Korneal-Reflex

A) Alle Aussagen sind richtig.
B) Nur Aussagen a, c, d und e sind richtig.
C) Nur Aussagen b, d und e sind richtig.
D) Nur Aussagen a und e sind richtig.
E) Nur Aussagen a und c sind richtig.

Antwort:

☒ Lösung Ⓔ

Was Einfaches zur Abwechslung.

☞ **EIGENREFLEXE** sind **UNISEGMENTAL** und **NICHT ERMÜDBAR**.

Sie sind **ABGESCHWÄCHT** bei einer Schädigung des motorischen Vorderhorns, z. B. bei

- **POLIOMYELITIS** oder bei
- einer **VERLETZUNG** des Axons
  (*peripheres Nerventrauma oder Polyneuropathie*).

Eigenreflexe sind **GESTEIGERT**

- bei einer **SPASTIK** und/oder
- bei einer **ENTHEMMUNG** der motorischen Vorderhornzelle, also dann, wenn alle übergeordneten Bahnen ausfallen (*Beispiel: Querschnittslähmung*).

Eigenreflexe werden geprüft, indem man die **SEHNEN** eines Muskels **DEHNT**; man erwartet eine Muskelzuckung als Antwort.

Mehrere Muskelzuckungen hintereinander nennt man **KLONUS**; ein Klonus ist ein Zeichen einer **ÜBERERREGBARKEIT** des α-Motoneurons.

Folgende **EIGENREFLEXE** sollten Sie kennen (*und auslösen können*):

ⓐ ● **BICEPSSEHNENREFLEX** (*BSR*)

● **TRICEPSSEHNENREFLEX** (*TSR*)

● **RADIUSPERIOSTREFLEX** (*RPR*)

● **PATELLARSEHNENREFLEX** (*PSR*)

ⓒ ● **ACHILLESSEHNENREFLEX** (*ASR*)

FREMDREFLEXE erhalten ihre Afferenzen von **HAUTREZEPTOREN**; es handelt sich um eine Muskelaktion aufgrund von Berührungen der Haut.

☞ Fremdreflexe gehören zu den **SCHUTZREFLEXEN** und sind **ERMÜDBAR**.

Folgende **FREMDREFLEXE** sollten Ihnen bekannt sein:

ⓑ ● **BAUCHHAUTREFLEX**

ⓔ ● **KORNEALREFLEX**

● **CREMASTERREFLEX**.

PATHOLOGISCHE REFLEXE aus der **BABINSKI-GRUPPE** treten beim gesunden Erwachsenen überhaupt nicht auf; pathologische Reflexe an der Hand treten zumindest **NICHT EINSEITIG** auf.

Sie sind immer ein Zeichen für eine Schädigung der **PYRAMIDENBAHN**.

☞ *Beispiel:*

ⓓ ● der **BABINSKI-REFLEX**.

📖 **siehe Frage # 7**

58) Welche Aussage/n ist/sind richtig?

Der N. mandibularis

a) ist ein Ast des N. trigeminus

b) innerviert die Kaumuskulatur

c) führt sensible Fasern für die Zähne des Unterkiefers

d) enthält einen Ast zur Innervation der Dura in der mittleren Schädelgrube

e) tritt am Foramen mentale aus und innerviert sensibel die Haut im Kinnbereich.

A) Alle Aussagen sind richtig.
B) Nur Aussagen a, c und e sind richtig.
C) Nur Aussagen a, b und d sind richtig.
D) Nur Aussagen c und e sind richtig.
E) Nur Aussagen a, c, d und e sind richtig.

Antwort:

☒ Lösung Ⓐ

ⓐ Der **N. MANDIBULARIS** ist der 3. Ast des **N. TRIGEMINUS** (*V_3*).

☞ Er innerviert in der Hauptsache die **UNTERKIEFERREGION** und den **MUNDBODEN** sensibel und führt außerdem noch **MOTORISCHE FASERN**.

ⓓ Wie jeder der Äste des N. trigeminus gehört auch zum N. mandibularis ein **RAMUS MENINGEUS**, der die Hirnhäute sensibel versorgt.

☞ Der N. mandibularis versorgt mit seinem meningealen Ast die **MITTLERE SCHÄDELGRUBE.**

Der Witz bei der ganzen Sache ist der:

Wenn eine **REIZUNG DER MENINGEN** in dem betreffenden Gebiet vorliegt, sind **ALLE** Teile des Nerven **ÜBEREMPFINDLICH**. Bei einem Druck auf die entsprechenden **AUSTRITTSPUNKTE** stellt sich dann ein sehr starker, ausstrahlender, meist **EINSEITIGER** Schmerz ein.

ⓔ Der Austrittspunkt des N. mandibularis, also die Stelle, an der der Nerv an die Oberfläche kommt, ist das **FORAMEN MENTALE** am Unterkiefer.

Dieser Punkt ist (*einseitig*) schmerzhaft bei einer Reizung der Dura der mittleren Schädelgrube.

ⓑ Die **KAUMUSKULATUR** setzt am Unterkieferknochen an; der **N. V_3** führt also auch noch die **MOTORISCHEN** Fasern für den

- M. masseter, den
- M. temporalis, den
- M. pterygoideus lateralis und medialis.

ⓒ Weiterhin versorgt der N. mandibularis

- die Schleimhaut der Wange und des Mundbodens,

sowie
- die **UNTERKIEFERZÄHNE**.

Der N. mandibularis versorgt außerdem

- den größten Teil des **ÄUSSEREN GEHÖRGANGS** (*der kleinere Teil wird vom N.* ***vagus*** *versorgt*),
- das **TROMMELFELL**,
- das **KIEFERGELENK** (*sensibel*),
- die **OHRMUSCHEL** (*sensibel*), sowie
- die **UNTERLIPPE** und
- die Haut der Schläfenregion.

Der N. mandibularis hat Verbindungen zu anderen Hirnnerven.

Die große Verbindung zum **N. FACIALIS** ist die

➡ **CHORDA TYMPANI**,

die die sensorischen Geschmacksfasern und parasympathische Impulse für die vorderen 2/3 der Zunge enthält.

Weiter gibt es Verbindungen zum N. ***HYPOGLOSSUS****.*

Der N. mandibularis enthält auch ein paar (unwichtige) Ästchen, die die ***GL. PAROTIS*** *parasympathisch mitversorgen; die Hauptversorgung der Ohrspeicheldrüse stammt jedoch vom* ***N. GLOSSOPHARYNGEUS****.*

59) Nennen Sie zu der angegebenen Funktion jeweils den passenden Hirnnerven:

1) Mundöffnung
2) sensible Innervation der Tonsillenregion
3) motorische Innervation der Glottis
4) Augenöffnung
5) Gleichgewichtsfunktion
6) Heben der Schultern

Antwort:

☒ ① N. facialis

☒ ② N. glossopharyngeus

☒ ③ N. vagus

☒ ④ N. oculomotorius

☒ ⑤ N. statoacusticus = N. vestibulocochlearis

☒ ⑥ N. accessorius

Eigentlich ist's immer wieder dasselbe: die Funktionen der einzelnen Hirnnerven sollten halt sitzen.

Der I. Hirnnerv, der **N. OLFACTORIUS,** entspricht einem vorgeschobenen Hirnteil und führt afferente Fasern aus den **RIECHREZEPTOREN** der Nase.

☞ Das **RIECHHIRN** selbst gehört zum **ZWISCHENHIRN**.

Der II. Hirnnerv, der **N. OPTICUS,** ist ebenfalls ein Hirnteil und dient der afferenten Leitung **VISUELLER INFORMATIONEN**.

Der II. Hirnnerv endet am **THALAMUS** und zwar am **CORPUS GENICULATUM LATERALE**. Von dort geht's weiter zur Sehrinde im Occipitallappen.

④ Der III. Hirnnerv, der **N. OCULOMOTORIUS,** führt motorische Fasern für die meisten **BEWEGUNGEN DES AUGES** und für die **LIDHEBUNG** (*M. levator palpebrae*).
Außerdem versorgt er **PARASYMPATHISCH** die glatten inneren Augenmuskeln (*Einstellung der Linse und der Pupillenöffnung*). Der Kern des N. oculomotorius liegt im Mittelhirn.

Die parasympathischen Fasern werden im **GGL. CILIARE** umgeschaltet.

Der IV. Hirnnerv, der **N. TROCHLEARIS,** versorgt nur einen Augenmuskel: den **M. OBLIQUUS BULBI SUPERIOR**.
Der Ursprungskern liegt im Mittelhirn.

Der V. Hirnnerv, der **N. TRIGEMINUS,** ist ein **KIEMENBOGENNNERV** und enthält

- sensible,
- motorische und
- vegetative Fasern.

Die Hauptaufgabe ist die sensible Versorgung des Gesichtsbereichs.

Die 3 Äste des N. trigeminus heißen:

- N. ophtalmicus
- N. maxillaris und
- N. mandibularis.

- Der **N. OPHTALMICUS** versorgt sensibel die **STIRN- UND AUGENGEGEND** sowie das Tentorium und die Dura der hinteren Schädelgrube.

🕮 **siehe Frage # 32**

- Der **N. MAXILLARIS** versorgt sensibel die Region der **WANGEN**, die Nase und die Nasenschleimhaut, sowie die **OBERKIEFERZÄHNE** und die Dura der **VORDEREN SCHÄDELGRUBE**.

- Der **N. MANDIBULARIS** versorgt sensibel die Haut und Schleimhaut im Bereich des **UNTERKIEFERS**, sowie die Dura der **MITTLEREN SCHÄDELGRUBE** und führt motorische Fasern für die **KAUMUSKULATUR**.

Die Ursprungskerne des N. trigeminus liegen am Boden der Rautengrube (*4. Ventrikel*).

Der VI. Hirnnerv, der **N. ABDUCENS**, ist wieder rein motorisch: er versorgt den M. rectus lateralis des **AUGES**.
Der Ursprungskern liegt ebenfalls am Boden der Rautengrube.

Der VII. Hirnnerv, der **N. FACIALIS**, ist unser Hauptnerv für die **MIMISCHE MUSKULATUR**.

Da er aber ein **KIEMENBOGENNERV** ist, enthält er auch noch sensible Fasern, in der **CHORDA TYMPANI**, sowie vegetative Fasern für die **MUNDBODENDRÜSEN** und für die **TRÄNENDRÜSEN**.

☞ *Erinnern Sie sich*: die **SENSIBLEN** und die **VEGETATIVEN** Leitungsbahnen werden auch zusammengefaßt zum

➠ **N. INTERMEDIUS**;

- der Anteil, der zur Zunge zieht, heißt auch **CHORDA TYMPANI**,
- der Anteil, der zur Tränendrüse zieht, heißt auch **N. PETROSUS MAJOR**.

Die Umschaltstellen sind das

- **GANGLION PTERYGOPALATIUM** für die

  ➠ **TRÄNENDRÜSE** und das

- **GANGLION MANDIBULARE** für

  ➠ die **MUNDBODENDRÜSEN**.

Nun zur mimischen Muskulatur:

① Alle Arten von „Grimassen" haben Sie Ihrem **N. FACIALIS** zu verdanken - hierzu gehört auch die **MUNDÖFFNUNG**.

Eine Mundöffnung erreicht man dadurch, daß die Muskeln, die den Unterkiefer halten, also die Kaumuskeln, ihren Tonus verringern und gleichzeitig die Lippen geöffnet werden. Die **LIPPENÖFFNUNG** ist eindeutig eine Domäne des N. facialis.

Die Ursprungskerne liegen auch am Boden der Rautengrube.

☞ *Besonderheit: die Muskeln der Stirn werden von beiden Facialiskernen versorgt.*

⑤ Der VIII. Hirnnerv, der **N. STATOACUSTICUS** oder **N. VESTIBULOCOCHLEARIS**, ist rein **SENSORISCH**; er leitet die Afferenzen aus dem **INNENOHR** und aus dem **GLEICHGEWICHTSORGAN**.

Die dazugehörigen Kerne liegen seitlich in der Rautengrube.

② Der IX. Hirnnerv, der **N. GLOSSOPHARYNGEUS,** ist der 3. Kiemenbogennerv.

Er versorgt **SENSIBEL**

- die **PAUKENHÖHLE** (*Mittelohr*),
- die **EUSTACH'SCHE RÖHRE,**
- den oberen **PHARYNXABSCHNITT**, sowie
- die **TONSILLENREGION**.
- Der Nerv führt auch **GESCHMACKSFASERN** für das hintere $^1/_3$ der Zunge.

Die **MOTORISCHEN** Fasern treiben auch in dieser Region ihr Unwesen: der Nerv versorgt die **PHARYNXMUSKULATUR** und ist damit am **SCHLUCKAKT** beteiligt.

Die efferenten **VEGETATIVEN FASERN** versorgen die **OHRSPEICHELDRÜSE**; diese parasympathischen Fasern für die Gl. parotis werden im **GANGLION OTICUM** umgeschaltet.

Der N. glossopharyngeus enthält aber auch noch afferente vegetative Fasern: er versorgt den **KAROTISSINUS** und hat damit Anteil an der **BLUTDRUCKREGULATION**.

siehe Amtsarztfragen HERZ/KREISLAUF VORKLINIK.

③ Der X. Hirnnerv, der **N. VAGUS,** ist der **4. KIEMENBOGENNERV**.

- Der **MOTORISCHE** Anteil verläuft zunächst mit dem Hauptstamm des Nerven im Gefäß-Nerven-Bündel des Halses nach kaudal, biegt dann aber auf der rechten Körperseite um die A. subclavia, auf der linken Seite um die Aorta herum und läuft als **N. RECURRENS** oder **N. LARYNGEUS INFERIOR** wieder nach kranial.
  Er versorgt in der Hauptsache die Muskeln der **STIMMRITZE** (*Glottis*), sowie die untere Pharynxmuskulatur.

Der N. recurrens kann u. a. bei einer **SCHILDDRÜSENOPERATION** geschädigt werden; es kann eine **STIMMBANDLÄHMUNG** resultieren.

Bei einer einseitigen Stimmbandlähmung ist der Patient **HEISER**.

- Der **SENSIBLE** Anteil des N. vagus ist klein: er versorgt nur ein kleines Stück des **GEHÖRGANGS** und den Schleimhautbereich der Stimmritze; sein (*kleiner*) Ramus meningeus zieht zur Dura der hinteren Schädelgrube.
- Den größten Anteil nimmt der **VEGETATIVE** Anteil ein: der N. vagus versorgt alle Organe des Thorax und des Oberbauchs parasympathisch. Die Umschaltstellen liegen in der Nähe der Organe (*Plexus cardiacus und Plexus solaris mit dem Ganglion coeliacum*).

⑥ Der XI. Hirnnerv, der **N. ACCESSORIUS,** ist wieder ein rein **MOTORISCHER** Nerv: er innerviert den **M. STERNOCLEIDOMASTOIDEUS**, der den Kopf neigen und drehen kann, sowie den **M. TRAPEZIUS**, der die Schultern hebt.
Seine Ursprungskerne liegen im Vorderhorn des Cervicalmarks.

Der XII. Hirnnerv, der **N. HYPOGLOSSUS,** ist wieder rein **MOTORISCH** und versorgt die **ZUNGEN-MUSKULATUR**.

60) Beurteilen sie beide Aussagen und die Verknüpfung:

Nach einer Scharlacherkrankung kann es zu nerval bedingten Schluckstörungen kommen,

weil

bakterielle Toxine den N. glossopharyngeus schädigen können.

A) Beide Aussagen und die Verknüpfung sind richtig.
B) Beide Aussagen sind richtig.
C) Nur die erste Aussage ist richtig.
D) Nur die zweite Aussage ist richtig.
E) Keine Aussage ist richtig.

Antwort:

☒ Lösung Ⓓ

Knapp daneben?

Bakterielle Toxine können den **N. GLOSSOPHARYNGEUS** schädigen (*natürlich andere Nerven auch*)
☞ *aber leider handelt es sich hierbei **NICHT** um die **SCHARLACHERKRANKUNG** sondern um die*

➠ **DIPHTHERIE.**

Die Diphtherie ist gekennzeichnet durch die Bildung von **PSEUDOMEMBRANEN**, die aus

- **EPITHELZELLEN,**
- **FIBRIN** und
- **BAKTERIEN** bestehen.

Diese Pseudomembranen sitzen gerne an den **TONSILLEN**, daher schädigt das Toxin, das von den Bakterien produziert wird, denjenigen Nerven, der in der Nähe verläuft:

➠ das ist der **N. GLOSSOPHARYNGEUS**.

☞ Er versorgt ja sensibel die Tonsillen- und Rachenregion und motorisch den oberen Pharynx und den weichen Gaumen.

Bei einer **PARESE** kann das **GAUMENSEGEL** beim Schlucken nicht mehr angehoben werden und das Essen landet im Nasenraum, im Epipharynx.

Beim „aaaa"-Sagen sieht man, daß das Gaumensegel nur **EINSEITIG** gehoben wird.

Wissen Sie noch den Erreger der Diphtherie?

Es handelt sich um ein **GRAMPOSITIVES STÄBCHEN**, das

➠ **CORYNEBAKTERIUM DIPHTHERIAE**.

☞ Der Erreger von Scharlach ist der **β-HÄMOLYSIERENDE STREPTOKOKKUS DER GRUPPE A**.

Klinische Kennzeichen sind z. b. die

- **HIMBEER**- und die
- **ERDBEERZUNGE**, die
- **PERIORALE BLÄSSE** und das
- **KLEINFLECKIGE EXANTHEM**.

Bei Scharlach kann es zu **ZWEITERKRANKUNGEN** kommen: zur

- **GLOMERULONEPHRITIS** und zum
- **AKUTEN RHEUMATISCHEN FIEBER**.

siehe Amtsarztfragen INFEKTIONSKRANKHEITEN.

61) Welche Aussage/n ist/sind richtig?

a) Die parasympathischen Fasern des Auges ziehen mit dem N. opticus.

b) Die sympathischen Fasern des Auges stammen aus dem oberen Thorakalmark.

c) Der N. facialis enthält sympathische und parasympathische Fasern.

d) Die Ohrspeicheldrüse wird parasympathisch vom N. trigeminus versorgt.

e) Der N. facialis führt keine vegetativen Fasern.

A) Keine Aussage ist richtig.
B) Nur Aussage b ist richtig.
C) Nur Aussagen a, d und e sind richtig.
D) Nur Aussagen b und d sind richtig.
E) Nur Aussagen c und d sind richtig.

Antwort:

☒ Lösung Ⓑ

*Erinnern Sie sich noch an **Frage # 39**?*

- Die **SYMPATHISCHEN FASERN** „sammeln“ sich zunächst im **GRENZSTRANG**, in den **PARAVERTEBRALEN GANGLIEN**, ziehen dann zu den Organen und den intramuralen Geflechten, wo sie mit den parasympathischen Impulsen „verrechnet“ werden.

Die Nervenstränge, die von den Grenzstrangganglien Richtung Organe verlaufen heißen, je nach Lage:

- **N. CARDIACUS** (*zum Herz*),
- **N. PULMONALIS** (*zur Lunge*) oder
- **NN. SPLANCHNICI** (*zu den Eingeweiden*).

○ **PARASYMPATHISCHE FASERN** besitzen Schaltstationen in der Nähe der Organe

➠ die **PRÄVERTEBRALEN GANGLIEN**.

Von den prävertebralen Ganglien laufen feine, dünne vegetative Nerven in den Arterienwänden zu den jeweiligen Organen und den intramuralen Geflechten.

● Der **SYMPATHICUS** findet sich im Thorakalbereich, in der Seitensäule des Rückenmarks.

- Im **THORAXBEREICH** gibt es segmental **JE EIN GANGLIONPAAR** des Grenzstrangs.
- Im **LUMBALBEREICH** und im Sacralbereich findet man jeweils **4 GANGLIENPAARE**, die vom unteren Thorakalmark „gespeist" werden.
- Im **HALSBEREICH** gibt's **3 GANGLIENPAARE**, die vom oberen Thorakalmark ihre Informationen bekommen.

  ☞ Es handelt sich um das **GANGLION CERVICALE** inferior, medius und superior.

➠ Nerven, die zu diesen Ganglien hinziehen, nennt man ● **PRÄGANGLIONÄRE FASERN**,

➠ Nerven, die vom Ganglion wegziehen, heißen ● **POSTGANGLIONÄRE FASERN**.

Ergo: ➠ die **RAMI COMMUNICANTES ALBUS** heißen **PRÄGANGLIONÄRE FASERN**,

➠ die Nerven, die vom Grenzstrang zu den Organen laufen, heißen **POSTGANGLIONÄRE FASERN**.

☞ Wenn man die **AFFERENZEN** betrachtet, versteht man unter den

- **PRÄGANGLIONÄREN FASERN** diejenigen Nerven, die vom Organ Grenzstrang laufen,
- der **RAMUS COMMUNICANS GRISEUS** stellt eine **POSTGANGLIONÄRE** Faser dar.

○ Der **PARASYMPATHICUS** sitzt entweder im **HIRNSTAMM** oder in der **SEITENSÄULE DES SACRALMARKS**.

Diese Nervenfasern ziehen direkt zu den **PRÄVERTEBRALEN GANGLIEN** und werden hier umgeschaltet.

☞ *Nun zur Frage:*

ⓐ Der **N. OPTICUS** ist natürlich kein normaler Hirnnerv, sondern ein vorgeschobener Hirnteil. Der II. Hirnnerv hat nur optische Funktionen; die parasympathischen Fasern für das Auge laufen mit dem III. Hirnnerven, dem **N. OCULOMOTORIUS**.

ⓑ Die sympathischen Fasern für die Innervation der glatten Muskulatur des Ziliarkörpers und der Pupille stammen aus dem oberen Thorakalmark.

ⓓ Die **OHRSPEICHELDRÜSE** wird parasympathisch vom IX. Hirnnerven, dem **N. GLOSSOPHARYNGEUS** versorgt. Die sympathischen Fasern stammen wieder aus dem oberen Thorakalmark.

ⓒ ⓔ Der **N. FACIALIS** , der VII. Hirnnerv, ist ein **KIEMENBOGENNERV** und führt parasympathische Fasern für die Versorgung der Tränendrüse und der Mundbodendrüse.

Zur Übersicht die vegetative Innervation und die prävertebralen Ganglien des Kopfes:

① **GANGLION CILIARE** (*hinter dem Augenbulbus*) für die glatte Muskulatur im **AUGE**; die parasympathischen Anteile verlaufen mit dem **N. OCULOMOTORIUS** und werden hier umgeschaltet.
Die postganglionären Fasern des Sympathicus stammen aus dem dem **GGL. CERVICALE SUP.**

② **GANGLION PTERYGOPALATINUM** für die **TRÄNENDRÜSE**; die parasympathischen Anteile verlaufen mit dem **N. FACIALIS** (*N. petrosus major*).
Die postganglionären Fasern des Sympathicus (*N. petrosus profundus*) stammen auch aus dem **GGL. CERVICALE SUP**.

③ **GANGLION OTICUM** für die **PAROTIS**; die parasympatischen Fasern stammen aus dem **N. GLOSSOPHARYNGEUS**.
Die sympathischen Fasern stammen wieder aus dem **GGL. CERVICALE SUP**.

④ **GANGLION SUBMANDIBULARE** für die **GL. SUBMANDIBULARIS** und **GL. SUBLINGUALIS**.
Die parasympathischen Fasern stammen vom **N. FACIALIS** (*Chorda tympani*); die sympathischen Fasern stammen wieder aus dem **GANGLION CERV. SUP**.

62) Welche Aussage/n ist/sind richtig?

a) Die Pia mater ist die gefäßführende Hirnhaut.

b) Die Pia mater bildet die Blut-Hirn-Schranke.

c) Die Arachnoidea entspricht der harten Hirnhaut.

d) Die Dura mater befestigt das Gehirn am Schädelknochen.

e) Die Dura mater bildet das Tentorium.

A) Alle Aussagen sind richtig.
B) Nur Aussagen a, b und e sind richtig.
C) Nur Aussagen a, d und e sind richtig.
D) Nur Aussagen b, c und d sind richtig.
E) Nur Aussage e ist richtig.

Antwort:

☒ Lösung Ⓑ

Die drei Hirnhäute:

- Die äußere Hirnhaut ist die **DURA MATER**.

ⓒ Sie enthält viele **KOLLAGENE FASERN**, ist sehr stabil und entspricht damit der **HARTEN HIRNHAUT**.

Sie umschließt Liquor- und Gehirnraum und schließt im Schädelbereich direkt an den Knochen an.

Im **RÜCKENMARKSBEREICH** dagegen befindet sich zwischen Dura und Wirbelknochen eine Lage **BAUFETT** mit **VENEN** als zusätzlicher Polsterung.

ⓓ Die Dura ist im Schädelbereich am Knochen befestigt, sie dient aber **nicht** der Befestigung des Gehirns.

☞ *Das Gehirn schwimmt im Liquor, ist also quasi wassergelagert und benötigt keine extra Befestigung.*

ⓔ Die Dura weist im Schädelbereich **DUPLIKATUREN** auf:

- die **FALX CEREBRI** ist eine sagittal gestellt Faserplatte, die zwischen den beiden Großhirnhemisphären zu finden ist;
- das **TENTORIUM** schiebt sich tief zwischen Kleinhirn und Großhirn hinein; es endet über dem Mittelhirn.

Bei Raumforderungen im vorderen Schädelbereich (*Tumor, Blutung*) kann das Mittelhirn nach kaudal gedrückt werden und hier Schaden nehmen. Es kann ein sog. **APALLISCHES SYNDROM** resultieren

📖 **siehe Amtsarztfragen NERVENSYSTEM KLINIK.**

- Die mittlere Hirnhaut ist die **ARACHNOIDEA**. Sie folgt der Dura; kleidet sie also innen aus. Sie ist sehr zart (*Arachnoidea = Spinnwebenhaut*).

☞ Unter der Arachnoidea, im **SUBARACHNOIDALRAUM**, fließt der **LIQUOR**.

- Die innere Hirnhaut, die **PIA MATER** liegt direkt dem Gehirn auf. Sie zieht auch in die Sulci hinein. Dort, wo die Pia mater sich weiter von der Arachnoidea entfernt, entstehen die **ZYSTERNEN** - größere, mit Liquor gefüllte Räume.

ⓐ Die Pia mater ist die Gefäßhaut.
Logisch, die Gefäße müssen ja irgendwie ins Innere des Gehirns gelangen.

ⓑ Sie umhüllt die Gefäße und stellt das morphologische Substrat der **BLUT-HIRN-SCHRANKE** dar.

Die Arachnoidea und die Pia mater gehören zu den **WEICHEN HIRNHÄUTEN**.

☞ *Erinnern Sie sich noch: eine weitere Haut, die eine Blut-Hirn-Schranke bildet sind die* ***EPENDYMZELLEN****, die die Gefäße des Plexus choroideus in den Hirnventrikeln umgeben.*

Das Gehirn muß sich eben von allen Seiten absichern.

63) Beurteilen Sie beide Aussagen und die Verknüpfung:

Vegetative Nervenfasern haben eine geringere Leitungsgeschwindigkeit als somatische Nervenfasern,

weil

eine kontinuierliche Erregungsleitung im Nerven langsamer von statten geht als eine saltatorische Erregungsleitung.

A) Beide Aussagen und die Verknüpfung sind richtig.
B) Beide Aussagen sind richtig.
C) Nur die erste Aussage ist richtig.
D) Nur die zweite Aussage ist richtig.
E) Keine Aussage ist richtig.

Antwort:

☒ Lösung Ⓐ

Vegetative Nerven stellen sog. **MARKLOSE NERVENFASERN** dar.

Marklos bedeutet, daß die Axone dieser Zellen **KEINE SCHWANN'SCHEN ZELLEN** besitzen, die sich um den Nervenfortsatz herumwickeln.

☞ Aus diesem Grund ist die Erregungsleitung langsamer; man spricht von einer **KONTINUIERLICHEN ERREGUNGSLEITUNG**.

Die kontinuierliche Erregungsleitung funktioniert folgendermaßen:

Jede lebende Zelle ist durch ein Verteilungsungleichgewicht von Ionen gekennzeichnet:

- ○ **AUSSERHALB** der Zelle befinden sich ➡ **NATRIUMIONEN**,
- ⊙ **INNERHALB** der Zelle befinden sich ➡ **KALIUMIONEN**.

Manche Zelle haben Tore („*gates*"), die sich kurz öffnen können und die

- ● **NATRIUMIONEN** strömen ↳ **EIN**, die
- ○ **KALIUMIONEN** strömen ↰ **AUS**.

Betrachten wir, der Einfachheit halber nur einmal die **NATRIUMIONEN**:

wenn sich ein Tor in der Zellmembran öffnet, werden sehr viele Natriumionen einströmen, so daß sich das Verhältnis umkehren kann: Kurzfristig befinden sich **INNERHALB** der Zelle mehr **NATRIUMIONEN** als außerhalb.

Jetzt tritt die allgegenwärtige **NATRIUM-KALIUM-PUMPE** in Aktion: sie befördert das Natrium wieder raus und zieht das Kalium wieder rein und alles ist wie vorher.

☞ *Sie haben's natürlich längst erkannt: den ganzen Vorgang nennt man ein **AKTIONSPOTENTIAL**.*

Schauen wir nochmal unseren Nerv an:

- Im Neuriten eines Nerven existiert ein **PLASMASTROM** in die Peripherie. Wenn Natriumionen einströmen, werden sie also sofort nach distal geschwemmt.
- Die **TORE** („*gates*") unseres Nervens haben einen besonderen Öffnungsmechanismus: sie öffnen sich, wenn im Innern der Zelle eine gewisse Konzentration an Natriumionen vorliegt.

Diejenigen Natriumionen, die nach distal transportiert werden, sorgen also dafür, daß sich die nächsten Tore, quasi automatisch, wieder öffnen und neue Natriumionen einströmen.

Das Spiel geht so lange, bis am Ende des Neuriten die Synapse kommt. Hier müssen chemische Botenstoffe, die **NEUROTRANSMITTER**, ausgeschüttet werden.

☞ Der geschwindigkeitsbestimmende Schritt, der langsamste Schritt also, ist die **ÖFFNUNG DER TORE**.

Wenn sich jedes Tor nacheinander öffen muß, und neue Natriumionen einströmen zu lassen resultiert eine **LANGSAME NERVENLEITGESCHWINDIGKEIT** (*die aber immerhin auch noch 1 Meter/Sekunde beträgt!*).

💡 Diese langsame, kontinuierliche Erregungsleitung findet man bei entwicklungsgeschichtlich den alten Nerven des **VEGETATIVEN NERVENSYSTEMS**.

Die **SOMATISCHEN NERVEN** weisen eine sog. **SALTATORISCHE ERREGUNGSLEITUNG** auf und leiten schneller: bis 120 Meter/Sekunde.

Diese Nerven bezeichnet man als **MARKHALTIGE NERVEN**; unterm Mikroskop erscheinen sie dikker, denn sie haben eine Umhüllung von Hilfszellen,

➠ den **SCHWANN'SCHEN ZELLEN**.

*Wenn Sie sich einen großen **PFANNKUCHEN** (Schwann'sche Zelle) vorstellen, der um eine **BANANE** (Neurit) gewickelt ist, dann haben Sie ungefähr ein Bild von dem Aufbau eines markhaltigen Nerven.*

Die Schwann'sche Zelle ist sehr dünn und besteht fast nur als **MEMBRAN**. Da eine Membran aus Fettmolekülen besteht, kann man sagen, daß die markhaltigen Nerven eine Fettumhüllung (*weiße Substanz*!) besitzen.

Schwann'sche Zellen sind viel kleiner als Nervenzellen; die Zellgrenzen der Schwann'schen Zellen heißen **RANVIER'SCHE SCHNÜRRINGE**.

Unsere Natriumionen, die wir ja außerhalb der Zelle angesiedelt hatten, müssen nun mit den Plätzen in diesen Ranvier'schen Schnürringen vorlieb nehmen; hier herrscht also eine hohe Konzentration an Natriumionen.

Die Tore - „*gates*" - der Nervenzelle findet man dann logischerweise auch hier in besonders großer Anzahl.

Wenn sich diese Tore öffnen, strömt jetzt **VIEL MEHR NATRIUM** ein als bei unserer marklosen Faser; der Plasmastrom bringt die Ionen zum nächsten Ranvier'schen Schnürring und hier beginnt das gleiche Spiel. Da der Plasmatransport der Ionen wesentlich schneller ist als das Öffnen der Tore, ist diese Art der Erregungsleitung viel **SCHNELLER**.

Da nicht mehr **ALLE** Stellen der Neuritenmembran erregt sind, sondern nur noch einige wenige, spricht man von einer

➧ springenden = „**SALTATORISCHEN" ERREGUNGLEITUNG**.

64) Beurteilen Sie beide Aussagen und die Verknüpfung:

Eine Blindheit kann durch ein Schwannom (*Tumor der Schwann'schen Zellen*) des N. opticus hervorgerufen werden,

weil

Schwann'sche Zellen die Markscheide peripherer Nerven bilden.

A) Beide Aussagen und die Verknüpfung sind richtig.
B) Beide Aussagen sind richtig.
C) Nur die erste Aussage ist richtig.
D) Nur die zweite Aussage ist richtig.
E) Keine Aussage ist richtig.

Antwort:

☒ Lösung Ⓓ

Na?!

Wenn sie diese Frage richtig haben, sind Sie schon ziemlich prüfungsfit!

SCHWANN'SCHE ZELLEN begleiten die Neuriten, die in der Peripherie zu finden sind; sie stellen tatsächlich die **MARKSCHEIDE** der

- **AFFERENTEN** und
- **EFFERENTEN NERVENZELLFORTSÄTZE** in der Peripherie dar.

☞ Nur: der **N. OPTICUS** ist kein peripherer Nerv, sondern eine Hirnteil und besitzt damit **GLIAZELLEN** und

➠ **KEINE SCHWANN'SCHEN ZELLEN.**

- Ein **GLIOM** des N. opticus würde natürlich zu einer **ANOPSIE**, zu einer Blindheit führen;
- ein **SCHWANNOM** gibt's hier nicht (*ebensowenig wie beim Bulbus olfactorius*).

☞ Alle anderen Nerven, die Sie jemals in ihrem Leben gelernt haben, können Schwannome entwickeln (*Alle Hirnnerven ab der Nummer III und sämtliche Spinalnerven und deren Äste*).

Die Erkrankung, die Schwannome hervorbringen kann ist der **M. RECKLINGHAUSEN**; es handelt sich um eine Erkrankung, die mit

- **FIBROMEN DER HAUT**, mit
- **PIGMENTANOMALIEN** und
- **TUMOREN IM BEREICH DER NERVEN** einhergeht.

siehe Amtsarztfragen NERVENSYSTEM Klinik.

65) Wo würden Sie den folgenden Querschnitt des Rückenmarks ansiedeln?

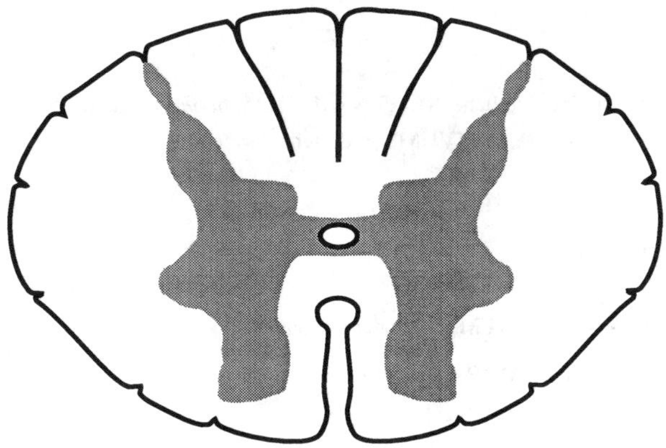

A) Cervicalmark
B) Thorakalmark
C) Lendenmark
D) Sacralmark

Antwort:

☒ Lösung Ⓑ

Auf dem Querschnitt ist eine deutliche **SEITENSÄULE** (*Seitenhorn*) zu sehen; dieses weist auf eine vermehrte Bedeutung des **VEGETATIVUMS** in diesem Bereich hin.

Es kann sich entweder um das

- ● **THORAKALMARK** oder um das
- ○ **SACRALMARK** handeln.

● Im **THORAKAL**-mark ist der	● **SYMPATHICUS** zu finden,
○ im **SACRAL**-mark ist der	● **PARASYMPATHICUS** zuhause.

Ⓓ Im Sacralmark wären allerdings nicht mehr so viel **FASERN** (*weiße Substanz*) zu finden, da die meisten der absteigenden Fasern bereits ihr Ziel gefunden haben und die aufsteigenden Afferenzen noch nicht so zahlreich sind.

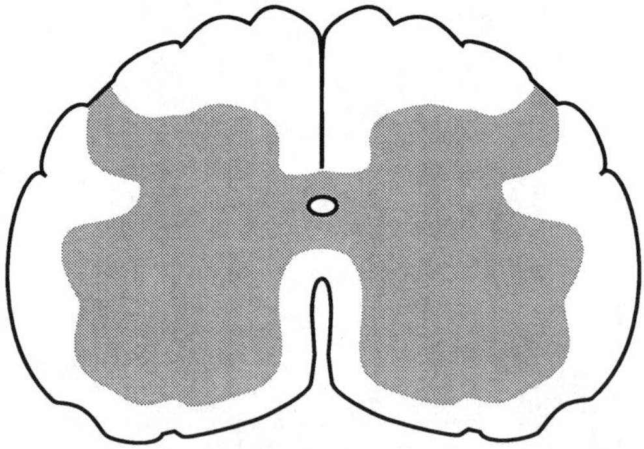

Ⓒ Im **LENDENMARK** liegen die „Versorgungsleitungen“ der Beine; man sieht ein

- deutlich ausgeprägtes **VORDERHORN** und ein
- deutliches **HINTERHORN**.

Die umhüllende weiße Substanz ist hier nicht mehr so dick wie weiter kranial.

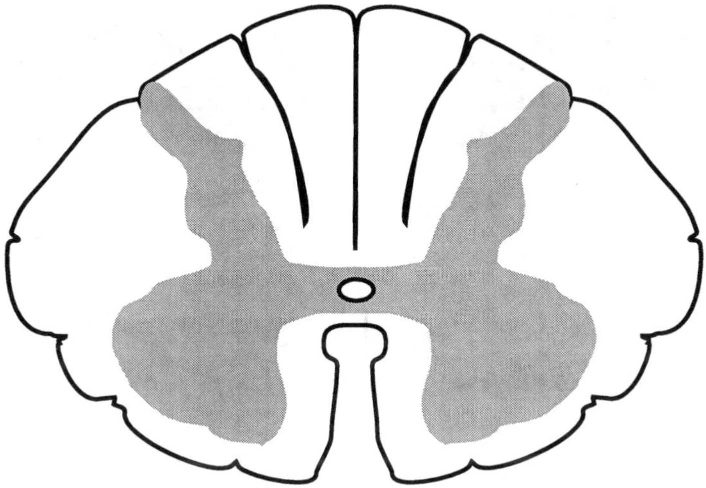

Ⓐ Im **CERVICALMARK** "entspringen" die **ARME**; hier finden wir ebenfalls eine Vermehrung der Vorder- und Hinterhornzellen; aber noch **SEHR VIEL WEISSE SUBSTANZ** außen rum.

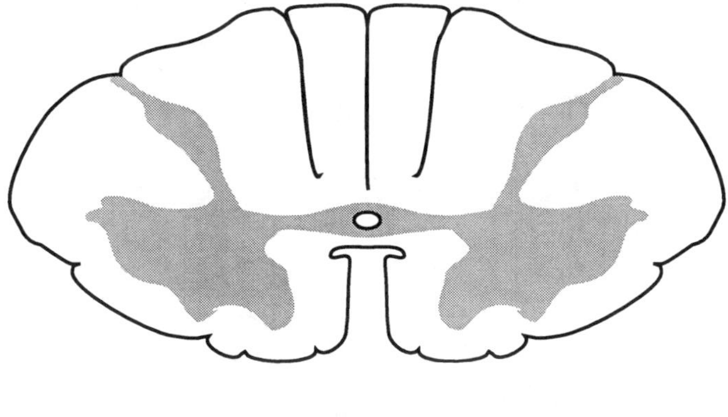

Ⓑ Nun, dann bleibt nur noch das **THORAKALMARK** übrig; die ausgeprägte Seitensäule entspricht einer **SYMPATHICUS-SCHALTSTATION**.

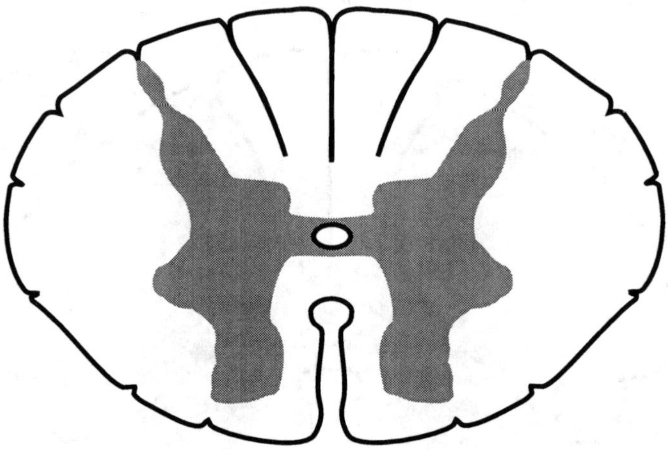

66) Beschreiben Sie die Durchführung einer aussagekräftigen Prüfung des N. olfactorius!

Antwort:

☒ Jedes Nasenloch wird isoliert geprüft; man prüft die Reaktion auf Kaffee, Anis, Ammoniak und Chloroform.

Wie jede sensorische Prüfung ist die **GERUCHSPRÜFUNG** von subjektiven Faktoren abhängig. Hinzu kommt, daß bestimmte Stoffe nicht über den

- **N. OLFACTORIUS**, sondern auch über den
- **N. TRIGEMINUS**

und über die Geschmacksnerven der Zunge,

- **CHORDA TYMPANI** des **N. FACIALIS** sowie
- **N. GLOSSOPHARYNGEUS** geleitet werden.

Man muß bei einer fraglichen Funktionseinschränkung des **GERUCHSSINNS** auch immer die

- **TRIGEMINUSREIZSTOFFE** und den
- **GESCHMACKSSINN** mit in den Test einbeziehen.

Bei geschlossenen Augen soll sich der Patient ein Nasenloch zuhalten und schnüffeln. Da ein Geruch oft schlecht charakterisierbar ist, kann man dem Patienten bestimmte Stoffe zur Auswahl sagen (*Multiple-Choice-Verfahren*).

Den **N. OLFACTORIUS** testet man durch

- **KAFFEE**,
- **KAKAO**,
- **ZIMT**,
- **ANIS**,
- **VANILLE**,
- **LAVENDEL** oder
- **FRÜCHTE**. (*Plündern Sie Ihren Aromatherapie-Schrank*!)

Zwischendurch soll man dem Patienten immer wieder ein Fläschchen mit **WASSER** unter die Nase halten (*Leerprobe*); ***besonders bei wiederholten falschen Angaben***.

Wenn der Patient angibt, bei keinem der Stoffe etwas zu riechen, kommt der **TRIGEMINUS** dran:

bei einer Olfactoriusschädigung werden in der Regel Trigeminusreizstoffe wie

- **SALMIAK**,
- **AMMONIAK**,
- **ESSIG** oder
- **FORMALIN** erkannt.

Wenn der Patient hier auch keine „Geruchs"-Empfindung angibt, ist eine **PSYCHOGENE STÖRUNG** anzunehmen.

Zum Schluß kommt der **GESCHMACKSSINN** dran: die Geschmacksfasern leiten

- **SÜSS**,
- **BITTER**,
- **SALZIG** und
- **SAUER**.

Üblicherweise gibt man dem Patienten **CHLOROFORM** zu riechen - man empfindet auch bei einer Schädigung des Bulbus olfactorius „süß".

An einer einseitigen **ANOSMIE** (*fehlendes Geruchsempfinden*) kann

- eine **NASENMUSCHELVERÄNDERUNG** oder
- ein **TUMOR IN DER VORDEREN SCHÄDELGRUBE** Schuld sein.

67) Welche Aussage/n ist/sind richtig?

Bei einer Prüfung des N. trigeminus

a) untersucht man den Kornealreflex
b) läßt man den Patienten die Zähne zusammenbeißen
c) läßt man den Patienten die Stirn runzeln
d) testet man die Berührungsempfindlichkeit der Gesichtshaut
e) untersucht man u. a. die Druckempfindlichkeit des For. infraorbitale.

A) Alle Aussagen sind richtig.
B) Nur Aussagen a, c, d und e sind richtig.
C) Nur Aussagen a, b, d und e sind richtig.
D) Nur Aussagen b, c und e sind richtig.
E) Nur Aussagen a und d sind richtig.

Antwort:

☒ Lösung ©

Klappt's langsam?

Der **N. TRIGEMINUS** ist ein **KIEMENBOGENNERV**.

ⓓ Seine Hauptaufgabe ist jedoch die **GESICHTSSENSIBILITÄT**.

ⓐ Zum „Gesicht" gehört auch die **CORNEA** des Auges:

eine Berührung der Kornea führt zu einem **REFLEKTORISCHEN LIDSCHLUSS**.

Der **KORNEALREFLEX** ist ein **FREMDREFLEX**;

- die **AFFERENZ** läuft über den ➠ **N. TRIGEMINUS**,
- die **EFFERENZ** über den ➠ **N. FACIALIS**
  (*der M. orbicularis oculi gehört zur mimischen Muskulatur!*).

ⓔ Die 3 Ästes des N. trigeminus haben jeweils einen **RAMUS MENINGEUS**, der die Dura sensibel versorgt. Bei menigealen Reizungen, bei „Überlastungen" des Nerven werden die Nervenaustrittspunkte (*einseitig*) schmerzhaft.

N. V_1, N. OPHTALMICUS tritt im ● **FORAMEN SUPRAORBITALE** aus und versorgt die

➡ Dura der **HINTEREN SCHÄDELGRUBE** und das **TENTORIUM**

N. V_2, N. MAXILLARIS tritt im ● **FORAMEN INFRAORBITALE** aus und versorgt die

➡ Dura der **VORDEREN SCHÄDELGRUBE**

N. V_3, N. MANDIBULARIS tritt im ● **FORAMEN MENTALE** aus und versorgt die

➡ Dura der **MITTLEREN SCHÄDELGRUBE**.

ⓑ Die **MOTORISCHE** Portion verläuft mit dem **N. MANDIBULARIS** zu den **KAUMUSKELN**.

Die **VEGETATIVE** Portion dient als Leitschiene für **PARASYMPATHISCHE FASERN**.

Zu einfach?

Jenachdem, wo die Schädigung sitzt, können auch noch **GESCHMACKSSTÖRUNGEN** auftreten.

Die Geschmacksfasern laufen im **N. INTERMEDIUS**, der mit dem **N. FACIALIS** den Hirnstamm verläßt. Die Geschmacksnerven trennen sich aber bald vom Hauptnerven und laufen dann mit der **CHORDA TYMPANI**. Die Chorda tympani schließt sich aber auf dem letzten Stückchen Weg zur Zunge einem Ast des **N. MANDIBULARIS** (*N. lingualis*) an.

Wenn hier eine Schädigung auftritt, sind die Geschmacksafferenzen der vorderen 2/3 der **ZUNGE** auch mit betroffen.

Tja.

68) Welche Aussage ist richtig?

A) Bei einer peripheren Facialisparese kann der Patient die Stirn beidseits runzeln.

B) Bei einem Ausfall des N. oculomotorius resultiert eine Miosis.

C) Bei einer Kleinhirnschädigung kommt es zu einem Ausfall des N. vestibularis.

D) Bei einer Schädigung des N. glossopharyneus kommt es zu einem verminderten Würgereflex.

E) Bei einer peripheren Schädigung des N. hypoglossus weicht die Spitze der herausgestreckten Zunge zur Gegenseite ab.

Antwort:

☒ Lösung Ⓓ

Ⓐ Bei einer **PERIPHEREN SCHÄDIGUNG** des **N. FACIALIS** ist das halbe Gesicht (*mit Ausnahme der Kaumuskeln*) **GELÄHMT**.

Der Patient kann auf der betroffenen Seite weder die Stirn runzeln, noch die Backen aufblasen, noch pfeifen oder sonstige Grimassen schneiden.

Bei einer **ZENTRALEN FACIALISPARESE**, beim Ausfall eines Facialiskerns, kann der **STIRNAST** noch von der gegenüberliegenden Seite versorgt werden; der Patient kann also die **STIRN** noch **RUNZELN**.

Ⓑ Der **N. OCULOMOTORIUS** führt parasympathische Fasern. Der Parasympathicus macht die Pupille ...... *na, wie?* - er **VERENGT** die Pupille.

☞ Beim Ausfall des N. oculomotorius resultiert also eine **MYDRIASIS**, eine weite Pupille.

Ⓒ Bei einer **KLEINHIRNSCHÄDIGUNG** kommt es zu Koordinationsproblemen, zu einer **ATAXIE**.
Der **N. VESTIBULARIS** wird von der Kleinhirnschädigung nicht betroffen; seine Impulse können nur jetzt nicht mehr verarbeitet werden.

Ⓓ *Hier sind wir richtig:*

Domäne des **N. GLOSSOPHARYNGEUS** ist der hintere Mundbereich: das hintere Drittel der Zunge, die Schleimhaut des Rachens, der Tonsillenregion und des hinteren weichen Gaumens (*und des Zäpfchens*). Auch motorisch treibt der Nerv hier sein Unwesen.

Einen **WÜRGEREFLEX** löst man im klassischen Fall dadurch aus, daß man mit einem (*langen, sehr langen*) **SPATEL** den weichen Gaumen berührt; bei einer Schädigung des **N. GLOSSOPHARYNGEUS** ist dieser **FREMDREFLEX** vermindert auslösbar.

Ein weiteres Zeichen einer Glossopharyngeus-Schädigung ist eine einseitige fehlende Hebung des Gaumensegels (*beim Aaah-Sagen*).

📖 *Wissen Sie noch die dazugehörige Infektionskrankheit?*

➠ **DIE DIPHTHERIE.**

📖 **siehe Frage # 60**

Ⓔ Überlegen wir nochmal: um die Zunge herausstrecken zu können, benötigen wir einen intakten **N. HYPOGLOSSUS**.

💡 Wenn die Zunge **EINSEITIG** rausgestreckt wird, beschreibt die Zungenspitze einen Bogen auf die **SEITE DER SCHÄDIGUNG**:

die gesunde Seite ist lang herausgestreckt, die geschädigte Seite bleibt, wo sie ist.

📖 **siehe Frage # 54**

69) Ein Patient mit bekanntem, langjährigen Diabetes Typ I kommt und berichtet, daß er sich in letzter Zeit oft auf die Zunge beißt. Bei einer Untersuchung fällt auf, daß er besonders Konsonanten (b, p, d, t) nur sehr undeutlich artikuliert.

Die Vokale können klar gesprochen werden.

Welche Aussage ist richtig?

Es handelt sich am ehesten um ...

A) ..... eine Schädigung des X. Hirnnerven
B) ..... psychogenes Stottern
C) ..... eine Medikamentenüberdosierung
D) ..... eine Schädigung des N. hypoglossus
E) ..... V. a. ein cerebrales Geschehen, z. B. TIA oder Apoplex

Antwort:

☒ Lösung Ⓓ

Der **DIABETES** ist schon mal der erste Hinweis: beim Diabetes Typ I kommt es gerne zu der **MIKRO-ANGIOPATHIE** mit

- Schädigung der **RETINA** des Auges,
- Schädigung der **NIERE** und
- Schädigung des **NERVENSYSTEMS**.

📖 **siehe Amtsarztfragen STOFFWECHSEL.**

Ⓐ Bei einer Schädigung des **N. VAGUS** ist anzunehmen, daß auch der **N. RECURRENS** (= *N. laryngeus inferior*) funktionsgestört ist.

📖 **siehe Frage # 32**

Daraus würde eine **LÄHMUNG DER GLOTTIS**, der Stimmritze resultieren.

- Bei einer **BEIDSEITIGEN** Lähmung der Stimmritze bekommt der Patient

  ➡ **STARKE ATEMNOT**,

- bei einer **EINSEITIGEN** Lähmung ist das typische Element in der Anamnese die

  ➡ **HEISERKEIT**.

Ⓑ Unter **STOTTERN** versteht man „*Startschwierigkeiten*" beim Sprechen; in unserem Fall sind aber nur einzelne Konsonanten betroffen! Egal, ob psychogen oder nicht, es handelt sich hier nicht um Stottern!

Ⓒ Der Diabetes Typ I wird mit **INSULIN** therapiert; eine Überdosierung an Insulin induziert eine **HYPOGLYKÄMIE** mit

- Nervosität,
- Bluthochdruck,
- Tachykardie,
- Heißhunger,
- kaltem Schweiß und
- ev. neuroglucopenischen Syndromen

🕮 **siehe Amtsarztfragen STOFFWECHSEL.**

Ⓔ Ein cerebrales Geschehen kann entweder das

- ● **BROCA**- oder das
- ○ **WERNICKE-SPRACHZENTRUM** betreffen.

● Das **BROCA-SPRACHZENTRUM** liegt im Stirnlappen und ist ein sekundäres motorisches Feld. Hier werden gedachte Worte in Aktionen der Kehlkopfmuskulatur umgesetzt.

☞ Beim Ausfall des Broca-Sprachzentrums ringt der Patient um Worte, sagt wenig und das, was er sagt, kommt nur mühsam heraus.

○ Das **WERNICKE-ZENTRUM** ist ein sekundäres Hörzentrum; es dekodiert die Schallwellen. Bei einer Störung des Wernicke-Zentrums versteht der Patient nicht was er selbst und was Andere sagen.

☞ Er redet viel, aber unverständlich.

Ⓓ Der **N. HYPOGLOSSUS** innerviert die **ZUNGENMUSKULATUR**. Natürlich braucht man die Zunge zum Sprechen, besonders um die Konsonanten zu bilden.

Eine **HYPOGLOSSUSPARESE** beeinträchtigt das Sprechen und führt zu einer starken seelischen Beeinträchtigung.

Bei einer Untersuchung, einer Betrachtung, der Zunge würden eventuelle sog. **FIBRILLÄRE ZUKKUNGEN** (*Fasciculationen*) auffallen.

☞ Sie sind ein Hinweis auf eine Denervierung eines Skelettmuskels (*und beim Diabetes ist ja eine Nervenschädigung wahrscheinlich*).

Die Prognose ist in diesem Fall nicht besonders gut.

70) Beurteilen Sie beide Aussagen und die Verknüpfung:

Ein Intensionstremor weist auf eine Kleinhirnschädigung hin,

weil

das Kleinhirn für die Koordination von Bewegungen verantwortlich ist.

A) Beide Aussagen und die Verknüpfung sind richtig.
B) Beide Aussagen sind richtig.
C) Nur die erste Aussage ist richtig.
D) Nur die zweite Aussage ist richtig.
E) Keine Aussage ist richtig.

Antwort:

☒ Lösung Ⓐ

Das **KLEINHIRN** ist unser Organ für die **STÜTZ- UND HALTEMOTORIK**
siehe Frage # 18

Das **KLEINHIRN** regelt zu jedem Zeitpunkt die **MUSKELSPANNUNG** so, daß das Skelettsystem stabil ist.
Bei einer intendierten (*beabsichtigten, willkürlichen*) Bewegung des Armes z. B. muß der Rest des Körpers ruhig gehalten werden, sonst wird die Bewegung nicht möglich. Außerdem muß der Muskeltonus der Armmuskeln gleichmäßig der Armbewegung angepaßt werden.

Der langen Rede kurzer Sinn: ohne Kleinhirn läuft buchstäblich gar nichts.

Man testet die Kleinhirnfunktion

① mit dem **FINGER-NASE-VERSUCH**.

- Dabei fordert man den Patienten auf, bei geschlossenen Augen in einem möglichst großen Bogen den eigenen Zeigefinger auf der (*eigenen*) Nase zu placieren.
  Man beobachtet, ob sich der Finger dem Ziel ruhig und gleichmäßig nähert, oder ob es mit zunehmender Annäherung an die Nase (*oder ihren vermeintlichen Platz*) zu Suchbewegungen kommt. Diese Suchbewegungen äußern sich in einem Zittern, das im Verlauf der Bewegung immer schlimmer wird (***INTENSIONSTREMOR***). Die Nase wird dann quasi nur zufällig gestreift.
  Es kommt also bei diesem Finger-Nase-Versuch nur darauf an, **ob die Annäherung ans Ziel verwackelt ist oder nicht**; *wenn der Patient die eigenen Nase nicht trifft, handelt es sich um eine Körperschemastörung, um eine fehlerhafte Wahrnehmung des eigenen Körpers. Das fällt aber in den Bereich der Psychologie/Psychotherapie, die Sie allerdings auch kennen sollten!*

Diesen Versuch kann man auch mit den unteren Extremitäten machen: der Patient soll die Ferse auf das (*andere*) Knie legen. Man spricht dann vom **KNIE-HACKEN-VERSUCH**. *Die Beurteilungskriterien sind die gleichen.*

② Die **DYSDIADOCHOKINESE**.

Die Ausführung **SCHNELLER ANTAGONISTISCHER BEWEGUNGEN**, also z. B.

- die Hände hin- und herdrehen (***PRONATION-SUPINATION***), oder
- mit den Fingern auf den Tisch trommeln,

nennt man **DIADOCHOKINESE**. Schnelle antagonistische Bewegungen können nur durchgeführt werden, wenn die Spannung der beteiligten Muskeln stimmt - *also wenn unser Kleinhirncomputer richtig arbeitet.*
Bei Störungen ist der Patient nicht in der Lage, antagonistische Bewegung **SCHNELL** durchzuführen; er braucht dann die Kontrolle der Bewegung über die Pyramidenbahn.

☞ Man nennt das **DYSDIADOCHOKINESE**.

③ Der **STEHVERSUCH**.

Bei ausgeprägteren Kleinhirnschäden kann die Verrechnung der Informationen der Muskel- und Sehnenspindeln nicht mehr bewältigt werden. Das Kleinhirn bekommt dann Schützenhilfe vom **VISUELLEN SYSTEM**. Bei allen Kleinhirnprüfungen schaltet man daher dieses System aus, indem man den Patienten auffordert, die **AUGEN** zu **SCHLIESSEN**.

Der Unterschied zwischen den offenen und den geschlossenen Augen wird beim **STEH**- oder beim **TRETVERSUCH** besonders deutlich.

Bei Stehversuch (***ROMBERG***) läßt man den Patienten einfach mit geschlossenen Augen und nach vorne ausgestreckten Händen eine Weile an Ort und Stelle stehen. Bei größeren Defekten im Kleinhirn oder im Gleichgewichtssystem neigt der Patieten dazu, umzufallen. **Die Fallrichtung ist bei allen Versuchen die gleiche**.

Diese Form der Koordinationsstörung, die Instabilität des Körpers, nennt man

➠ **ATAXIE**.

Wenn der Stehversuch nicht pathologisch ausgefallen ist, kann man den Tret-Versuch (***UNTERBERGER***) machen:

bei geschlossenen Augen und vorgestreckten Händen tritt der Patieten 100 x auf der Stelle. *Probieren Sie's doch mal! Sie werden sich wundern, wo Sie sich danach befinden. Wenn Sie sich mehr als eine Vierteldrehung von Ihrem Ausgangspunkt entfernt haben, erzählen Sie's am besten niemandem; ab jetzt wird's nämlich pathologisch.*

☞ Eine Sonderform der Ataxie ist der **NYSTAGMUS**; hier können die **AUGENBULBI** nicht ruhig auf ein Ziel fixiert gehalten werden.

④ Der **REBOUND-VERSUCH**.

Raufen Sie mit Ihrem Patienten! Ihr Patient soll versuchen, mit maximaler Kraft den Arm im Ellenbogengelenk zu beugen; Sie motivieren ihn, indem Sie gleichzeitig versuchen, den Arm des Patienten zu strekken.

Wenn Sie dann plötzlich loslassen, sollte sich Ihr Patient keinen Kinnhaken verpassen; sein (*intaktes*) Kleinhirn sollte die Muskelspannung schnell genug zurücknehmen können.

☞ *Falls es doch passiert, sind Sie und der Patient um eine Erfahrung reicher.*

71) Welche Aussage/n ist/sind richtig?

a) Das Corpus striatum setzt sich aus dem Putamen und dem Nucleus caudatus zusammen.

b) Das Corpus striatum ist am Entwurf von extrapyramidalen Bewegungen beteiligt.

c) Das Corpus striatum übt vorwiegend bewegungshemmende Einflüsse aus.

d) Das Corpus striatum bekommt Informationen aus dem Stirnhirn.

e) Die Capsula interna liegt zwischen dem Nucleus caudatus und dem Linsenkern.

A) Alle Aussagen sind richtig.
B) Nur Aussagen b und c sind richtig.
C) Nur Aussagen a, d und e sind richtig.
D) Nur Aussagen b, c und e sind richtig.
E) Nur Aussagen c, d und e sind richtig.

Antwort:

☒ Lösung Ⓐ

Eigentlich hätten Sie diese Frage richtig haben müssen; ***wenn nicht, nochmal ab Frage # 26 wiederholen!***

ⓑ Das **CORPUS STRIATUM** gehört zu den **EXTRAPYRAMIDAL-MOTORISCHEN GANGLIEN-ZELLEN**.

ⓐ Es setzt sich zusammen aus den beiden Kernen

- **NUCLEUS CAUDATUS** und
- **PUTAMEN**.

☞ *Diese beiden Aussagen haben Sie hoffentlich als richtig erkannt - damit kann man die Frage gar nicht falsch beantworten.*

ⓒ Das **CORPUS STRIATUM** übt tatsächlich **BEWEGUNGSHEMMENDE IMPULSE** aus; sein Gegenspieler ist der **NUCLEUS NIGER** (*Substantia nigra*) im Mittelhirn.

Falls die Substantia nigra ausfällt, überwiegt der Einfluß des Corpus striatum und der Mensch

- hat sehr gehemmte Bewegungen,
- kann schwer Bewegungen starten oder
- ablaufende Bewegungen wieder bremsen.

☞ Es handelt sich um die **PARKINSON-KRANKHEIT**
siehe Amtsarztfragen NERVENSYSTEM KLINIK.

Wenn das Corpus striatum ausfällt, resultieren überschießende Bewegungen (*Hyperkinesen*)

➠ die **CHOREA MAJOR HUNTINGTON**.

ⓓ Bewegungsimpulse werden immer induziert von Zellen des **STIRNLAPPENS**.

- Die **TERTIÄREN MOTORISCHEN RINDENFELDER** können Impulse an die **SEKUNDÄREN** und **PRIMÄREN RINDENFELDER** weiterleiten; daraus würde dann eine **PYRAMIDENBAHN-BEWEGUNG**, eine willkürliche Bewegung resultieren.

- Oder die Impulse „versickern" in den **BASALGANGLIEN**. Die Basalganglien karteln untereinander aus, was zu tun ist, fragen beim Kleinhirn nach, ob der geplante Bewegungsentwurf ok ist, und dann geht's vom **NUCLEUS RUBER** (*gekreuzt*) abwärts Richtung Rückenmark.

Deshalb hat ja auch jede Bewegung, egal ob

- **WILLKÜRLICH** (*pyramidal*) oder
- **AUTOMATISCH** (*extrapyramidal*) einen persönlichen Touch.

ⓔ Die **CAPSULA INTERNA** ist die engste Stelle, die die Projektionsfasern der Großhirnrinde passieren müssen, wenn sie zu entfernteren Hirnteilen kommen wollen.
Die Capsula interna befindet sich zwischen dem **N. CAUDATUS** auf der einen Seite und dem **LINSENKERN** (*Putamen und Pallidum*) auf der anderen Seite.

Falls es genau an dieser Stelle zu einer Blutung kommt, werden sowohl die Projektionsfasern der Rinde als auch die Zellen (*die Ganglien*) der **EXTRAPYRAMIDALBAHN** geschädigt.

Beim Ausfall der Pyramidenbahn und der Extrapyramidalbahn kommt es zu einem Überwiegen der **KLEINHIRNMOTORIK**, zu einer

➡ **SPASTIK**.

Bei der Spastik weisen vor allem die **BEUGER IM ARMBEREICH** und die **STRECKER IM BEINBEREICH** einen erhöhten Tonus auf (*alle, der Schwerkraft entgegen gerichteten Muskeln*).

Bei einer passiven Dehnung eines spastischen Muskels bemerkt man einen vermehrten „zähen" Dehnungswiderstand. Beim Loslassen schnellt der Arm/das Bein wieder in seine Ausgangsstellung zurück.

- Die **EIGENREFLEXE** sind bei der Spastik

  ➡ **ERHÖHT**; es treten **KLONI** auf.

- Die **FREMDREFLEXE** sind

  ➡ **VERMINDERT**.

72) Ein Patient kann Dinge, die ihm gezeigt werden, zwar beschreiben, aber nicht benennen.

Er beschreibt Ihnen z. B. genau eine Uhr (rundliches Gebilde, 2 längliche Gegenstände, die in der Mitte befestigt sind und die sich unterschiedlich schnell bewegen), kann aber nicht formulieren, daß es sich um ein Zeitmessgerät handelt.

Er kann Ihnen auch nicht sagen, wie spät es ist.

Wo sitzt die Schädigung?

Antwort:

☒ Im Occipitallappen.

- Der Patient kann offensichtlich **SEHEN**, die **RETINA** des Auges scheint zu funktionieren, aber die

  ➠ **ASSOZIATIONEN** und

  ➠ **INTERPRETATIONEN** sind gestört.

- Das **PRIMÄRE VISUELLE FELD DER HIRNRINDE** ist intakt; der Patient **SIEHT** die Gegenstände.

- Die **SEKUNDÄREN FELDER** liefern eine **INTERPRETATION** des Gesehenen, eine Deutung, *und hier fehlt's beim Patienten.*

☞ *Ergo*: der Patient weist eine Schädigung **SEKUNDÄRER VISUELLER FELDER** auf.

Man nennt so etwas „**SEELENBLINDHEIT**".

☞ *Wenn Sie jetzt noch wissen, wo die Sehfunktion auf der Hirnrinde zu suchen ist, dann sind Sie mit der Beantwortung der Fragen fertig!*

➠ Es handelt sich um den **OCCIPITALLAPPEN**.

🗁 Dem Krankheitsgeschehen könnte eventuell eine Durchblutungsstörung der hinteren Schädelgrube zugrunde liegen.

73) Beurteilen Sie beide Aussagen und die Verknüpfung:

Der dickere N. radialis weist eine wesentlich höhere Leitungsgeschwindigkeit auf als der dünnere N. ulnaris,

weil

dickere Nervenfasern die elektrische Erregung schneller leiten als dünne Nervenfasern.

A) Beide Aussagen und die Verknüpfung sind richtig.
B) Beide Aussagen sind richtig.
C) Nur die erste Aussage ist richtig.
D) Nur die zweite Aussage ist richtig.
E) Keine Aussage ist richtig.

Antwort:

☒ Lösung Ⓓ

Knapp daneben.

Sie müssen unterscheiden zwischen

- ● **ANATOMISCHEN NERVEN**, wie dem N. radialis, dem N. ulnaris, dem N. ischiadicus etc. und
- ○ **NERVENFASERN**.

○ Unter **NERVENFASERN** versteht man den

- ○ **NEURITEN** einer Zelle +
- ○ die dazugehörigen **HÜLLZELLEN**, also die **SCHWANN'SCHEN ZELLEN**.

● **ANATOMISCHE NERVEN** bestehen aus sehr vielen solcher Nervenfasern plus das umgebende Bindegewebe, wie das

- ● **ENDONEURIUM**, das
- ● **PERINEURIUM** und das
- ● **EPINEURIUM**

🕮 **siehe Frage # 15**

☞ *Also:* wenn ein **ANATOMISCHER NERV** dick ist, bedeutet das, daß er **VIELE NERVENFASERN** enthält. Beispiel der

➠ **ISCHIASNERV**.

Wenn eine Nerven**faser** dick ist, dann bedeutet das, daß sie **VIELE HÜLLZELLEN** enthält.

Je
- dicker die Schwann'sche Scheide ist,
- desto weiter sind die **RANVIER'SCHEN SCHNÜRRINGE** voneinander entfernt,
- desto größer ist die **LEITUNGSGESCHWINDIGKEIT**.

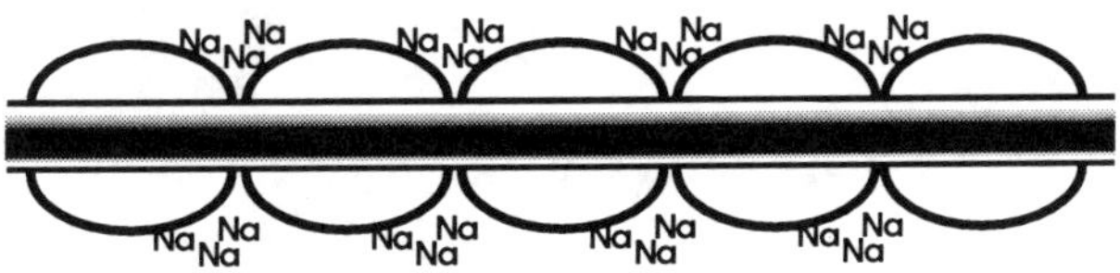

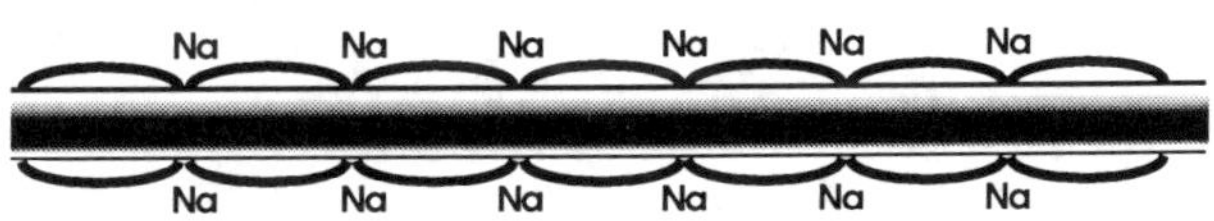

Bei einer dicken „Isolation" durch die Schwann'schen Zellen, sind die Trichter, die an den Zellgrenzen der Schwann'schen Zellen entstehen, entsprechend tief; die **NATRIUMKONZENTRATION** ist hier hoch, und die **EINSTRÖMGESCHWINDIGKEIT** ist entsprechend schnell.

Wenn viel Natrium innerhalb kurzer Zeit in die Zelle gelangt, kann mit dem Plasmastrom im Axon das Natrium entsprechend weit transportiert werden; der nächste Natriumeinstrom ist dann erst viel weiter distal nötig.

☞ Deshalb können bei dicken Markscheiden mit hohen „Trichtern" die Internodien (*die Ranvier'schen Schnürringe*) weiter auseinander liegen als bei dünnen Markscheiden mit kleinen Trichtern.

Nachdem der geschwindigkeitsbestimmende Schritt der Einstrom der Ionen ist, ist diejenige Nervenfasern am schnellsten, die die wenigsten Internodien aufweist;

☞ das sind nun mal die **DICKEN NERVENFASERN**.

siehe Frage # 63

74) Welche Aussage/n ist/sind richtig?

a) Der Calciumblutspiegel beeinflußt die Erregbarkeit des Nerven.

b) Bei einer Hypercalciämie kommt es zu einer überschießenden Erregung.

c) Calcium ist an der Ausschüttung der Neurotransmitter beteiligt.

d) Der Calciumblutspiegel wird geregelt vom Parathormon.

e) Calcium kann selektiv die motorische Endplatte blockieren.

A) Alle Aussagen sind richtig.
B) Nur Aussagen a, b und d sind richtig.
C) Nur Aussagen a, c und d sind richtig.
D) Nur Aussagen d und e sind richtig.
E) Nur Aussagen a, b und e sind richtig.

Antwort:

☒ Lösung ©

CALCIUM wird an allen erregbaren Membranen wirksam, am

ⓐ
- **NERVEN** und am
- **MUSKEL**.

ⓑ Calcium ist der „*Anstandswauwau*" des Nerven:

- in **ANWESENHEIT** von Calcium benimmt sich die Nervenzelle „anständig", d. h. gehemmt,
- ○ in **ABWESENHEIT** von Calcium „tanzen die Mäuse auf dem Tisch", der Muskel und der Nerv macht, was er will.

- Bei einer **HYPERCALCIÄMIE** kommt es also zu einer
  ➡ **HEMMUNG DER NERVENAKTION**;
- ○ bei der **HYPOCALCIÄMIE** resultiert eine **ÜBERERREGBARKEIT**,
  ➡ eine **TETANIE**.

ⓒ Die Hauptaufgabe des Calciums ist die Ausschleusung der **NEUROTRANSMITTERVESIKEL** aus der **PRÄSYNAPTISCHEN MEMBRAN**.

💡 Wenn eine elektrische Erregung das Axon herabläuft, wird als erstes im Bereich des Endknöpfchens Calcium in die Zelle eingeschleust; im weiteren Verlauf kommt es (*auf bislang unbekannten Wegen*) zu einer Wanderung der Vesikel zur präsynaptischen Membran und zur **EXOZYTOSE** der Überträgerstoffe.

ⓓ Der **BLUTCALCIUMSPIEGEL** wird in erster Linie vom **PARATHORMON** gesteuert.

Parathormon
- **ERHÖHT** den **BLUTCALCIUMSPIEGEL** und
- **ERNIEDRIGT** den **BLUTPHOSPHATSPIEGEL**.

Schützenhilfe bekommt das Parathormon vom **VITAMIN D** : Vitamin D kann die Calciumresorption aus dem Darm erhöhen.

Weiterhin mischt sich das **CALCITONIN** ein: Calcitonin hemmt den Abbau der Knochen und vermindert das Blutcalcium und ebenso den Blutphosphatspiegel.

ⓔ Calcium hat nichts mit der **MOTORISCHEN ENDPLATTE** zu tun: es führt nur allgemein zu einer **TRANSMITTERFREISETZUNG**.

Eine Blockierung der muskulären Endplatte kann z. B. durch

- **BOTULINUSTOXIN** oder durch
- **CURARE** entstehen.

75) Welche Neurone sind beteiligt an einer willkürlichen Bewegung?

Beschreiben Sie die Lage der Neurone und den Verlauf der Neuriten innerhalb des ZNS!

Antwort:

☒ Eine willkürliche Bewegung hat ihren Ursprung im Gyrus präzentralis; die Neuriten ziehen über die Capsula interna, die Hirnschenkel und die Pyramidenbahn, kreuzen in der Medulla oblongata und verlaufen im Vorderseitenstrang abwärts. Die Pyramidenbahn endet segmental am entsprechenden α-Motoneuron des Vorderhorns.

WILLKÜRLICHE Bewegungen sind **PYRAMIDENBAHNBEWEGUNGEN**.

Die **PYRAMIDENBAHN** nimmt ihren Ursprung am **GYRUS PRÄZENTRALIS** des Stirnlappens. Die hier sitzenden Neurone werden auch als **ERSTES MOTORISCHES NEURON** bezeichnet.

☞ Die Neuriten dieser Zellen, die zu anderen ZNS-Gebieten ziehen, heißen **PROJEKTIONSFASERN**.

➧ Das Fasersystem, das von der Großhirnrinde Richtung Schädelbasis (*rostral*) verläuft heißt **CORONA RADIATA**; die engste Stelle heißt **CAPSULA INTERNA**.
Sie befindet sich zwischen dem **NUCLEUS CAUDATUS** und dem **LINSENKERN** (*Putamen + Pallidum*).

➧ Die Projektionsfasern der Großhirnrinde finden sich auf der Unterseite des Gehirns in Höhe des Mittelhirns wieder; sie heißen jetzt **HIRNSCHENKEL** oder **PEDUNCULI CEREBRI**.

➧ Sie laufen dem Hirnstamm (*unten*) entlang und heißen ab jetzt **PYRAMIDENBAHN** im engeren Sinn.

➧ In der **MEDULLA OBLONGATA** kreuzen die Fasern auf die Gegenseite und verlaufen im Vorderseitenstrang als **TRACTUS PYRAMIDALIS** oder als **TRACTUS CORTICOSPINALIS** abwärts.

Der Tractus corticospinalis kann direkt an einer **MOTORISCHEN VORDERHORNZELLE** enden oder er bildet Synapsen mit Interneuronen des jeweiligen Segments aus (*z. B. mit der* ***Renshaw-Zelle***).

☞ Die motorische Vorderhornzelle heißt damit auch **ZWEITES MOTORISCHES NEURON**.

76) Beschreiben Sie die Neurone und die Fasersysteme, die die epikritische Sensibilität weiterleiten!

Welche anderen afferenten Systeme kennen Sie noch?

Antwort:

☒ Die epikritische Sensibilität wird in den Hintersträngen des Rückenmarks geleitet. Die Hinterstrangbahnen bestehen aus den Neuriten der pseudounipolaren Ganglienzellen des Spinalganglions. In der Medulla oblongata kreuzen die Fasern und verlaufen als Lemniscus medialis zum Thalamus. Von dort erfolgt eine Projektion auf den Gyrus postcentralis.

☒ Andere afferente Systeme sind die Schmerz- und die Temperaturbahn; beide kreuzen segmental.

Die **EPIKRITISCHE SENSIBILITÄT** erlaubt eine **TASTEMPFINDUNG** und (*meistens*) dadurch auch eine **IDENTIFIZIERUNG** des Objekts.

Hierzu gehören also die

- **AFFERENZEN AUS DEN TASTKÖRPERCHEN DER HAUT**, sowie die
- **TIEFENSENSIBILITÄT**.
  Die Tiefensensibilität umfaßt Informationen über die Stellung der Gelenke sowie über die Spannungen von Muskeln und Sehnen.

Zur epikritischen Sensibilität gehört auch der **HELLE SCHMERZ**, der sich genau lokalisieren läßt.

- Das **ERSTE SENSORISCHE NEURON** ist die pseudounipolare Ganglienzelle des Spinalganglions

siehe Frage # 5

Der **DENDRIT** dieser Zelle ist sehr lang und reicht bis in die Peripherie, der **NEURIT** steht dem aber um nichts nach, er zieht am Hinterhorn vorbei und schließt sich den Fasern des **HINTERSTRANGS** an.

Der Hinterstrang weist eine **SOMATOTOPE GLIEDERUNG** auf: die Fasern der Beine sind am weitesten medial, alle weiter dazukommenden Fasern lagern sich einfach außen drauf. Deshalb sind die Fasern der Arme und der Haut des Halses am weitesten lateral.

- In der **MEDULLA OBLONGATA** trifft der Hinterstrang auf Kerne; hier wird die Bahn umgeschaltet und kreuzt jetzt auf die Gegenseite. In diesen Kernen sitzt das **ZWEITE SENSORISCHE NEURON**.

  Die Neuriten dieser Zellen werden in ihrer Gesamtheit als **MITTLERE SCHLEIFENBAHN** oder **LEMNISCUS MEDIALIS** bezeichnet. Die Bahn endet am **THALAMUS**.

- Dort finden wir das **DRITTE SENSORISCHE NEURON**, das zum **GYRUS POSTCENTRALIS** des Scheitellappens projiziert.

💡 Diejenigen Afferenzen, die am Gyrus postcentralis ankommen, werden uns **BEWUSST**.

Die **SCHMERZ- UND TEMPERATURBAHN** kreuzt segmental. Hier wird der **DUMPFE, TIEFE SCHMERZ**, der sich nicht genau lokalisieren läßt, sowie **WÄRME- UND KÄLTEEMPFINDUNGEN** geleitet.

- Das **ERSTE SENSORISCHE NEURON** ist wieder unsere pseudounipolare Ganglienzelle des Spinalganglions. Der Neurit ist jetzt aber viel kürzer und führt nur in die graue Substanz des Hinterhorns.

- Dort liegt das zweite Neuron; der Neurit kreuzt und zieht im Vorderseitenstrang der Gegenseite zum Thalamus. Er gibt unterwegs sehr viele Kollaterale ab zur

  - **FORMATIO RETICULARIS**, zum
  - **TECTUM** und zu
  - diversen Zentren in der **MEDULLA OBLONGATA**.

- Im **THALAMUS** liegt das 3. Neuron; dieses **KANN** wieder zum Gyrus postcentralis projizieren.

77) Welche Aussage ist falsch?

Zu den Kernen des Extrapyramidalsystems gehören:

A) Nucleus ruber
B) Nucleus caudatus
C) Olivenkern
D) Putamen
E) Globus pallidus

Antwort:

☒ Antwort C.

So viele Kerne kennen Sie nun auch wieder nicht.

Ⓑ Sie kennen den **NUCLEUS CAUDATUS**, der neben den Seitenventrikeln im Großhirn verläuft und der zu den **BASALGANGLIEN** des Großhirns gehört.

Ⓓ Sie kennen das **PUTAMEN**, das vom Nucl. caudatus durch Projektionsfasern aus der Rinde getrennt ist, und das ebenfalls zu den **BASALGANGLIEN** des Großhirns gehört.

Beide Kerne, Nucleus caudatus und Putamen, werden durchzogen von dünnen Faserbündeln aus der Großhirnrinde. Da die Kerne relativ kräftig gefärbt, und die Fasern weiß sind, erscheinen beide Kerne in Längsrichtung gestreift = **CORPUS STRIATUM**.

Ⓔ Da aller guten Dinge drei sind, kennen sie von den **BASALGANGLIEN** noch den **GLOBUS PALLIDUS**.

Er stammt entwicklungsgeschichtlich vom Zwischenhirn ab, und ist deshalb etwas heller gefärbt. Die durchziehenden Fasern aus der Großhirnrinde unterscheiden sich daher nicht so deutlich von dem Kernmaterial; dieser Kern erscheint nicht gestreift.

*Damit Sie aber trotzdem was zu lernen haben, kann man den Globus pallidus und das Putamen zum **Linsenkern**, **Nucleus lentiformis**, zusammenfassen.*

Zwischen dem Linsenkern und dem Nucleus caudatus verlaufen viele Projektionsfasern dicht gedrängt: die **CAPSULA INTERNA**.

Ⓐ Damit etwas Farbe ins Heim kommt, gibt es im Mittelhirn richtig bunte Kerne: der

- **NUCLEUS RUBER** ist ➠ **EISENROSTFARBEN** (*er enthält Eisenionen*), der
- **NUCLEUS NIGER** (*Substantia nigra*) ist ➠ **SCHWARZ**; er enthält ungeladenes Eisen.

Ob einem deshalb manchmal die Gedanken so schwer fallen?

Die **EXTRAPYRAMIDALBAHN** benutzt den **NUCLEUS RUBER** als „Absprung“: der Bewegungsentwurf liegt fertig und mit dem OK des Kleinhirns versehen im Nucl. ruber vor; von hier kreuzt die Bahn im Mittelhirn auf die andere Seite und läuft dann im Vorderseitenstrang als **TRACTUS RUBROSPINALIS** abwärts.

Ⓒ Der **OLIVENKERN** ist ein **HÖRKERN**. Er ist für Sie eigentlich uninteressant; in seiner Nähe in der Medulla oblongata kreuzt die Pyramidenbahn auf die andere Seite.

Sie brauchen den Kern also nur als Markierungsboje für Ihre Pyramidenbahn zu kennen.

78) Ein Patient, der eine Gehirnoperation hinter sich hat, kann Gegenstände, die er (*ohne visuelle Kontrolle*) mit der linken Hand tastet, nicht benennen, sie aber sinngerecht einsetzen.

Gegenstände, die er mit der rechten Hand tastet, kann er benennen und sinngerecht einsetzen.

Welche Gehirnoperation ist durchgeführt worden?

Antwort:

☒ Eine Durchtrennung des Balkens.

Früher hatte man, bei einer **THERAPIERESISTENTEN EPILEPSIE** als letzte Möglichkeit den **BALKEN** durchtrennt.

So breitete sich die pathologische Erregung in der Epilepsie wenigstens nicht auf beide Hirnhälfte aus.

Ein epileptischer Anfall hinterläßt kleinste Nekrosen; wenn ein Patient aber mehrere Anfälle am Tag erleidet, summiert sich das zu einem organischen Psychosyndrom.

siehe Amtsarztfragen PSYCHIATRIE

Klamüsern wir mal auseinander:

Wenn ein Patient Gegenstände, die er tastet, **SINNGERECHT** einsetzen kann (*also z. B. mit einem Kugelschreiber schreiben kann, mit einem Stempel stempeln kann etc*)., müssen die

- **PRIMÄREN** und
- **SEKUNDÄREN RINDENFELDER** intakt sein.

- Wenn die **PRIMÄREN** Rindenfelder geschädigt sind, fühlt oder tastet der Patient **ÜBERHAUPT NICHTS**,

- wenn die **SEKUNDÄREN** Rindenfelder geschädigt sind, kann er das Getastete nicht **INTERPRETIEREN** (*er kann also nicht einen Kuli zum schreiben benutzen etc.*).

*Wenn **tertiäre sensible Rindenfelder** geschädigt sind, kann der Patient keinen Stadtplan lesen oder Stereometrieaufgaben lösen (nach dem Motto: eine Kugel schneidet einen Kegel in einem Winkel von .... Gleichzeitig laufen in der Minute soundsoviel Liter Wasser in eine Badewanne. **Wie alt ist der Kapitän**?).*

☞ *Gut, die Rindenfelder des Parietallappens sind also intakt.*

Wenn der Patient nur die Dinge nicht benennen kann, muß es am **SPRACHZENTRUM** liegen.

Das **MOTORISCHE SPRACHZENTRUM** liegt beim Erwachsenen auf der linken Seite im Stirnlappen.

Wenn man ertastete Gegenstände benennen soll, läuft die Erregung von den sekundären sensibeln Rindenfeldern zum **BROCA-SPRACHZENTRUM**.

- Wenn Sie mit der **RECHTEN HAND** irgendeinen Gegenstand tasten, kreuzen die Informationen im Hinterstrang in der Medulla oblongata auf die linke Seite und landen im **LINKEN SCHEITELLAPPEN**. Zum Sprachzentrum geht's auf der gleichen Seite nach vorne zum **BROCA-ZENTRUM**.
- Bei Tastbefunden, die mit der **LINKEN HAND** erhoben werden, landet die sensible Information im **RECHTEN SCHEITELLAPPEN**. Von dort gehts über den Balken zum Sprachzentrum.

Wenn der Balken durchtrennt ist, hat der rechte Scheitellappen keine Verbindung mehr zum Sprachzentrum des linken Stirnlappens; getastete Dinge werden **ERKANNT**, können aber **NICHT BENANNT** werden.

siehe Frage # 28

79) Ein Patient kann nach einem schweren Motorradunfall den herabhängenden Arm nicht im Schultergelenk heben, sowie den Ellenbogen, das Handgelenk und die Finger strekken.

Wie liegt die Schädigung?

Welche Sensiblitätsausfälle erwarten Sie?

Antwort:

☒ Vermutlich handelt es sich um eine Schädigung des Fasciculus dorsalis des Plexus brachialis.
☒ Sensiblitätsausfälle sind im Dorsalbereich des Armes und der Hand zu erwarten.

Noch etwas Gehirngymnastik:

Derjenige Muskel, der den herabhängenden Arm im Schultergelenk **heben** kann, ist der **M. DELTOIDEUS**.

☞ Er wird innerviert **VOM N. AXILLARIS**.

Alle **Streckaktionen** am Arm hat der **N. RADIALIS** auf dem Gewissen.

☞ *Ergo: es liegt eine gemeinschaftliche Schädigung des*

- *N. axillaris* und des
- *N. radialis* vor.

Leider (*für Prüfungsanwärter*) stammen die Armnerven aus dem **PLEXUS BRACHIALIS.**

Der Plexus brachialis bildet sich aus den Ventralästen der Spinalnerven $\mathbf{C_5}$ bis $\mathbf{Th_1}$.

Die Ventraläste spalten sich je in einen

- ○ **DORSALEN** und einen
- ● **VENTRALEN AST** auf.

○ Alle **DORSALÄSTE** zusammen bilden den **FASCICULUS DORSALIS**, aus dem der

- **N. AXILLARIS** und der
- **N. RADIALIS** hervorgeht.

● So einfach machen es sich die **VENTRALÄSTE** nicht: der

- ● **FASCICULUS LATERALIS** vereinigt die -Ventraläste C_5, C_6 und C_7, der
- ⊙ **FASCICULUS MEDIALIS** vereinigt die Äste C_8 und Th_1.

➠ Aus dem **FASCICULUS LATERALIS** geht der

- ● **N. MUSCULOCUTANEUS** (*für die Beuger des Oberarms*) und der
- ● halbe **MEDIANUS** hervor.

➠ Aus dem **FASCICULUS MEDIALIS** geht die andere

- ⊙ Hälfte des **MEDIANUS** (*für die radial gelegenen Beugemuskeln des Unterarms*), der
- ⊙ **N. ULNARIS** (*für die ulnar gelegenen Beuger des Unterarms und die kleinen Handmuskeln*), sowie noch
- ⊙ **HAUTÄSTE** für die **SENSIBLE** Innervation des Arms und Unterarms hervor.

📖 **siehe Frage # 33**

Die Sensibilitätsstörungen entsprechen bei den gefragten Nerven grob dem motorischen Innervationsgebiet: also beim

N. AXILLARIS im	➧	**SCHULTERBEREICH**, beim
N. RADIALIS an der	➧	Dorsalseite von Oberarm, Unterarm und Hand.

Der Medianus und der Ulnaris teilen sich im wesentlichen die sensible Innervation der **HANDFLÄCHE**: der

MEDIANUS ist	●	radial zu finden, der
ULNARIS	●	ulnar.

80) Geben Sie die Kreuzungspunkte der jeweiligen Strukturen an:

A) Pyramidenbahn
B) Kleinhirnbahn
C) Hinterstrangbahn
D) N. opticus
E) Tractus rubrospinalis

Antwort:

☒ Ⓐ Medulla oblongata
☒ Ⓑ kreuzt nicht
☒ Ⓒ Medulla oblongata
☒ Ⓓ Chiasma n. optici
☒ Ⓔ Mittelhirn

Alles gewußt?

Ⓐ Die **PYRAMIDENBAHN** verläuft vom **GYRUS PRÄCENTRALIS** des Stirnhirns (*1. motorisches Neuron*) über die **CAPSULA INTERNA** und über die **HIRNSCHENKEL** zur **MEDULLA OBLONGATA**.

Dort kreuzen die meisten der Neurone auf die Gegenseite und verlaufen im **TRACTUS CORTICO-SPINALIS LATERALIS** zu den jeweiligen Segmenten. Die Neuriten enden entweder an der **RENSHAW-ZELLE** oder direkt an der **MOTORISCHEN VORDERHORNZELLE** (*2. motorisches Neuron*).

Ⓑ Die **KLEINHIRNBAHN** hat keine Zeit zum Kreuzen; sie läuft immer **IPSILATERAL**.

Querverbindungen gibt's in den übergeordneten Kleinhirnzentren entweder

- über die **BRÜCKE** oder
- über die **KLEINHIRNKERNE**.

Ⓒ Die **HINTERSTRANGBAHN** besteht aus den Neuriten der **PSEUDOUNIPOLAREN GANGLIEN-ZELLEN** des Spinalganglions.

Sie verlaufen **IPSILATERAL** bis zur **MEDULLA OBLONGATA**, treffen dort auf einen Kern und kreuzen von hier auf die andere Seite. Die Hinterstrangbahn heißt jetzt **LEMNISCUS MEDIALIS** und endet im **THALAMUS**.

Der Thalamus kontrolliert, welche Information zum **GYRUS POSTCENTRALIS** raufdarf.

Ⓓ Der **N. OPTICUS** kreuzt zur Hälfte: es kreuzen nur die **NASALEN** Fasern des Nerven. Das **CHIASMA NERVI OPTICI** liegt über der **SELLA TURCICA** und über der **HYPOPHYSE**.

Nach der Kreuzung spricht man vom **TRACTUS OPTICUS**.

➡ Im **RECHTEN** Tractus opticus werden die Sehfeldinformationen des **LINKEN** Gesichtsfelds beider Augen geführt;

➡ im **LINKEN** Tractus opticus die **RECHTEN** Gesichtsfeldinformationen.

Der Tractus opticus endet im Thalamus im **CORPUS GENICULATUM LATERALE**. Von hier gehen Projektionsfasern (*Gratiolet'sche Sehstrahlung*) zur **FISSURA CALCARINA** des **OCCIPITAL-LAPPENS** (*primäres visuelles Feld*).

Ⓔ Der **TRACTUS RUBROSPINALIS** stellt die **EXTRAPYRAMIDALBAHN** dar.

☞ Sie kreuzt bereits im **MITTELHIRN** auf die andere Seite.

INHALTSVERZEICHNIS

Symbole

A

B

E

F

G

H

L

N

O

Q

R

S

T

U

W

Z

Achtung!
Super Angebot!

Es ist uns auch heuer wieder gelungen, die Autorin der Erfolgsreihe "Amtsarztfragen für die Heilpraktikerprüfung" und absolute Koryphäe in punkto Prüfungsvorbereitung für Heilpraktiker und Psychotherapeuten,

Frau Dr. med. P. Rommelfanger

für Vorbereitungsseminare zu gewinnen. Es wird wieder zwei verschiedene Seminarformen geben:

● den **GROẞEN PAUKKURS**, den ***Nürnberger Trichter***, über zwei Wochen während der Osterferien, und die
○ **DIFFERENTIALDIAGNOSEWOCHENENDEN**.

Worum geht es in den Seminaren?

● Im Nürnberger Trichter wird der gesamte Prüfungsrelevante Stoff wiederholt, mit praktischen Übungen (***Untersuchungen!!***) und gezieltem Schwerpunkt auf die Prüfung.
○ Bei den Wochenendseminaren geht es ausschließlich um Differentialdiagnose.

Wer ist für welchen Kurs geeignet?

NÜRNBERGER TRICHTER

● Der **ANFÄNGER** erlebt in zwei Wochen, worauf er sich bei seinen Studien konzentrieren muß und worauf er besonders achten sollte bei seiner Ausbildung.
● Der **STUDIERENDE** kann seinen augenblicklichen Wissensstand überprüfen, korrigieren und Verständnisprobleme klären (*leider ist Ihre Lektüre und Ausbildung oft nicht auf dem letzten Stand*).
● Der "**PROFI**", der kurz vor seiner Prüfung steht, kann hier letztlich Wissenslücken schließen und falsch gelerntes über Bord werfen.

DIFFERENTIALDIAGNOSEWOCHENENDEN

○ Der **PRAKTIKER** kann hier quasi mit **Supervision** für die tägliche Praxis seine Diagnosen perfektionieren. Meist ist dies ein Punkt, der bei der Ausbildung zu kurz kommt.

○ Der **STUDIERENDE** lernt die **diagnostischen Spielregeln** und **Methoden** kennen.

○ Der "**PROFI**" bereitet sich hiermit gezielt auf die **Prüfung** vor. Seit der "Zentralisierten" ist die "Mündliche" fester Bestandteil und wo sonst hat der Amtsarzt so leicht Gelegenheit sich praxisnah von Ihrer Unbedenklichkeit für den Patienten zu überzeugen?

○ Für **ALLE**: Mit der Diagnose steht und fällt jede Therapie und der Behandlungserfolg. Fehler, die Sie hier machen, bezahlt als erstes Ihr Patient. **DESHALB IST EIN GUTER THERAPEUT STETS EIN GUTER DIAGNOSTIKER!**

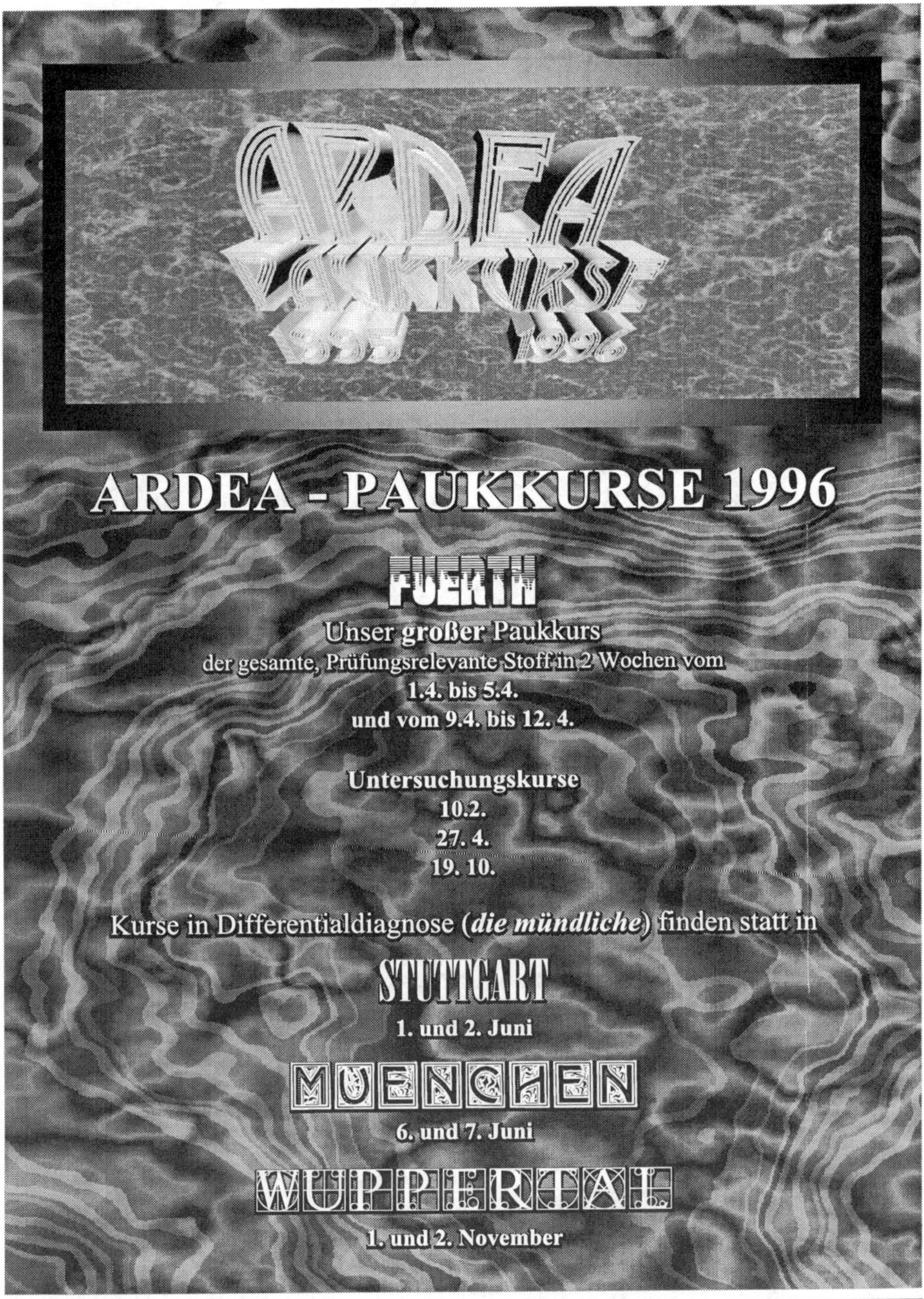
ARDEA - PAUKKURSE 1996
FUERTH
Unser großer Paukkurs
der gesamte, Prüfungsrelevante Stoff in 2 Wochen vom
1.4. bis 5.4.
und vom 9.4. bis 12. 4.
Untersuchungskurse
10.2.
27. 4.
19. 10.
Kurse in Differentialdiagnose (*die mündliche*) finden statt in
STUTTGART
1. und 2. Juni
MUENCHEN
6. und 7. Juni
WUPPERTAL
1. und 2. November

......Die Blitztrichterkurse

Wie fit sind Sie für die Praxis?

Hier werden Sie ein ganzes Wochenende nur mit **Patientenfällen** konfrontiert.

Wenn Sie soweit sind, daß Sie bereits einmal den gesamten Stoff durchgearbeitet haben, können Sie sich nun mit kriminalistischem Spürsinn bewaffnen und wie weiland Dr. Watson auf Ermittlung gehen. Ausgehend von der Frage "Wer ist der Täter?" können Sie hier lernen relevante Symptome dingfest zu machen um letztlich die eine, zugrunde liegende Erkrankung zu diagnostizieren.

Sie lernen also, eine Anamnese zu erheben und anhand von Anamnesedaten auf eine bestimmte Erkrankung rückzuschließen *(umgekehrt wie bei der regulären Prüfungsvorbereitung, wo Sie die Erkrankung und dann die dazugehörigen Symptome lernen, müssen Sie jetzt von gegebenen Symptomen auf die Krankheit schließen.)*

Die Blitztrichterkurse sind nicht nur eine hervorragende abschließende Vorbereitung auf die Prüfung, sondern Sie trainieren auch ganz allgemein das "Querdenken", das Sie in der Praxis so oft brauchen werden.

Den einen hab' ich noch ...

Die Teilnehmeranzahl ist begrenzt und es ist unheimlich deprimierend völlig verzweifelten Schülern erklären zu müssen, daß beim besten Willen kein Platz mehr frei ist. Die Paukkurse haben einen enormen Andrang und sind teilweise Wochen vorher ausgebucht.

Deshalb noch einmal, in Ihrem eigenen Interesse,

MELDEN SIE SICH RECHTZEITIG AN.

Also: wer zuerst kommt und mit Anzahlung bucht ...

Die Kurse der **Allgemeinen körperlichen Untersuchung.**

Da die körperliche Untersuchung ...

① in der Ausbildung allgemein zu kurz kommt,
② die Bedeutung für Ihre eigene Praxis so wichtig ist und
③ (*zu recht*) jetzt allgemein in die mündliche Prüfung mit aufgenommen wurde,

haben wir 3 Termine im Jahr angesetzt:

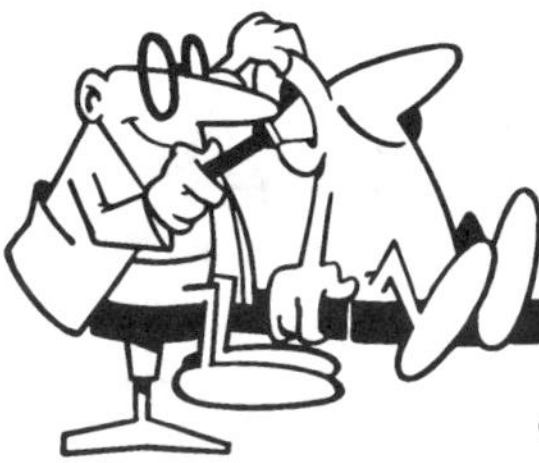

10. FEBRUAR
27. APRIL
19. OKTOBER

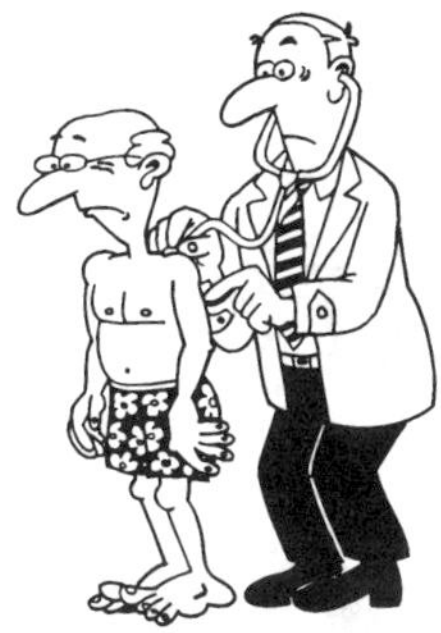

Die Untersuchungskurse finden in unserer Schule statt. Vermittelt werden alle wichtigen und Praxisrelevanten Untersuchungsverfahren, bei denen Sie **ohne großen apparativen Aufwand** (*deshalb auch* ***manuelle*** *Untersuchung!*) eine körperliche Untersuchung des Patienten durchführen können, die es Ihnen erlaubt eine korrekte Diagnose zu erstellen.

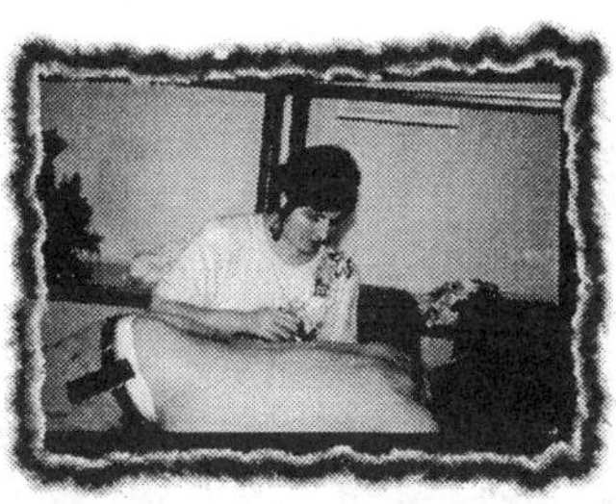

Hier wird demonstriert, geübt und anschließend ...

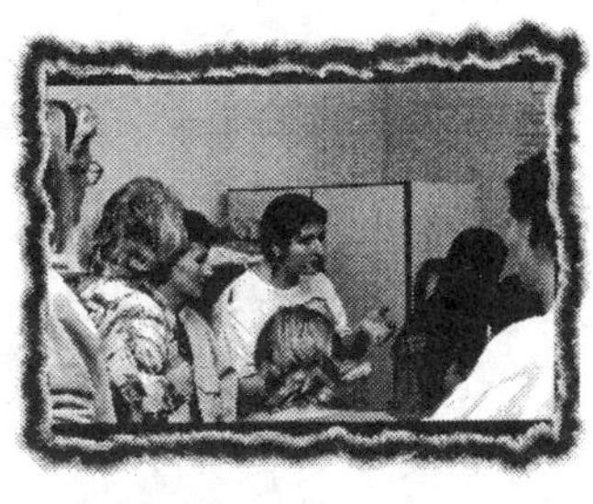

... besprochen, was Sie später für die Praxis brauchen!

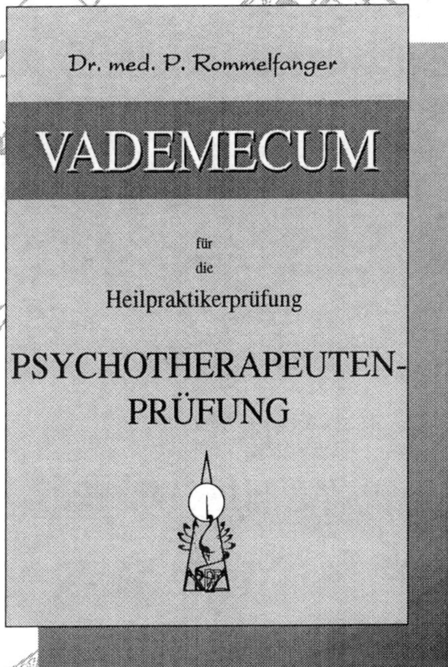

VADEMECUM
für die
Psychotherapeutenprüfung
3-929915-20-0

Endlich, endlich gibt es so etwas wie das bestens bewährte "*Vademecum für die Heilpraktikerprüfung*" auch für den angehenden Psychotherapeuten. Absolutes Basic - was hier steht, muß auch bewußtseinsgetrübt sitzen. **Unbedingt auswendig lernen.**

23,80 DM

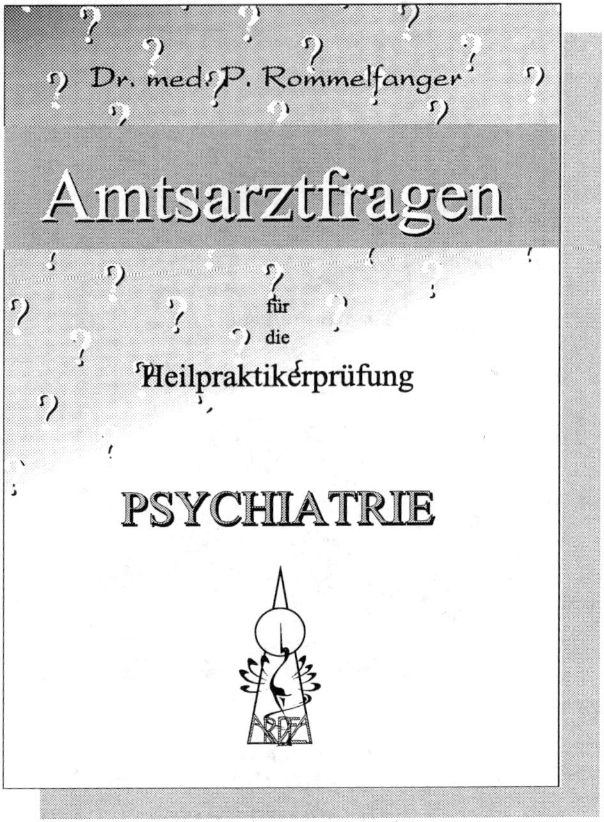

Unser Bonbon!

Aufgrund der Struktur der neuen Prüfungsordnung und weil ja auch unsere Kandidaten für die Psychotherapeutenprüfung Vorbereitungsliteratur brauchen, gibt es jetzt einen neuen Band der Amtsarztfragen.

Brandneu, brandheiß und brandaktuell ...

Psychiatrie

Ein Thema, das zwar in der Ausbildung gerne zu kurz kommt, das aber immer wieder gerne in der Prüfung auftaucht. Für die Praxis ist es ebenfalls recht wichtig, weil vielleicht mancher Patient am psychischen Abgrung steht und darauf angewiesen ist, daß Sie ihn vor dem Absprung bewahren.

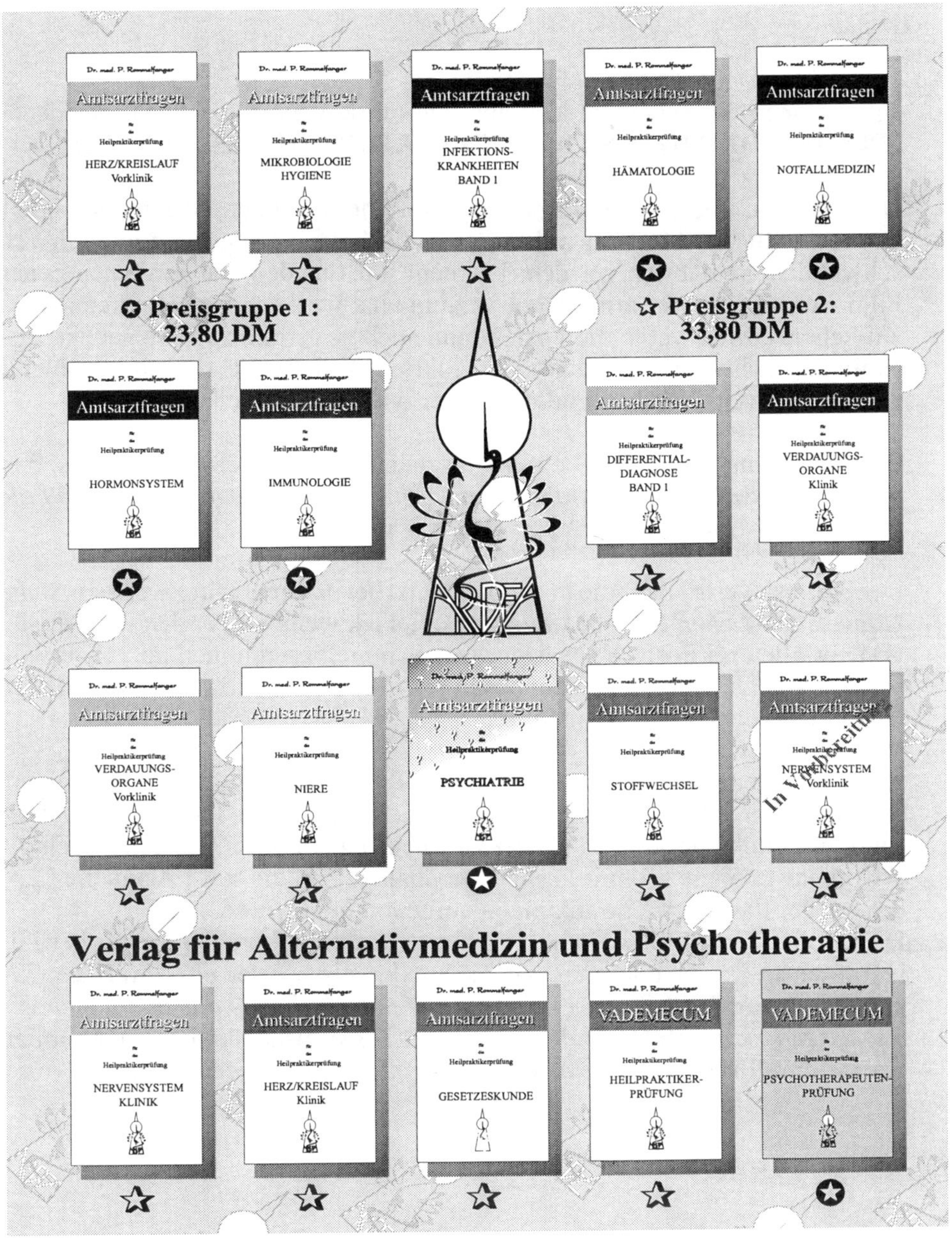
Dr. med. P. Rommelfanger
Amtsarztfragen
Heilpraktikerprüfung
HERZ/KREISLAUF Vorklinik
MIKROBIOLOGIE HYGIENE
INFEKTIONS-KRANKHEITEN BAND 1
HÄMATOLOGIE
NOTFALLMEDIZIN
Preisgruppe 1: 23,80 DM
Preisgruppe 2: 33,80 DM
HORMONSYSTEM
IMMUNOLOGIE
DIFFERENTIAL-DIAGNOSE BAND 1
VERDAUUNGS-ORGANE Klinik
ARDEA
VERDAUUNGS-ORGANE Vorklinik
NIERE
PSYCHIATRIE
STOFFWECHSEL
NERVENSYSTEM Vorklinik
In Vorbereitung
Verlag für Alternativmedizin und Psychotherapie
NERVENSYSTEM KLINIK
HERZ/KREISLAUF Klinik
GESETZESKUNDE
VADEMECUM
HEILPRAKTIKER-PRÜFUNG
PSYCHOTHERAPEUTEN-PRÜFUNG

Tja, so ungefähr sehen sie also aus, die mittlerweile legendär gewordenen „**POSTER DER INFEKTIONSKRANKHEITEN**". ☞ ☞ ☞

Nachdem wir mit unserem letzten Drucker über Qualität und Zuverlässigkeit unterschiedlicher Meinung waren, sind die Druckvorlagen urplötzlich verschwunden, so daß ich vor dem Problem saß, aus den Dateien einen neuen Film zu zaubern. Wer mit Rechnern zu tun hat wird das Problem kennen. Zwischenzeitlich waren die Poster dann auch vergriffen, was zu nachkriegsähnlichen Schwarzmarktsituationen führte. Mittlerweile sind die Probleme jedoch halbwegs im Griff und die Poster wieder erhältlich.

Eine Neuerung gibt es für die Zukunft, da ich den Vertrieb nicht mehr selber machen werde (*ich habe einfach keine Zeit mehr, mich hinzustellen und die Bestellungen Stück für Stück per Hand zu rollen*).

Der Exklusivvertrieb für die Poster liegt jetzt bei unserem Direktvertrieb (*siehe Hinweis **ER-Leben B. Brockmann***). Soviel ich weiß wird er den Preis bei 30 DM für alle drei Poster festsetzen, wer Sammelbestellungen aufgeben will, bzw. als Buchhändler die Poster bestellen möchte, der muß sich also an Herrn Brockmann persönlich wenden.

Bei den Postern sind auch gleich noch ein Paar Änderungen dazugekommen. So haben wir jetzt auch der Vollständigkeit halber die Trichinosen aufgeführt, ein Punkt, der immer wieder zu Rückfragen führte. Ganz neu auch die erworbene humane spongioforme Encephalopathie, die seit 1994 in die Liste der meldepflichtigen Erkrankungen aufgenommen wurde.
Da wir eine Größenbeschränkung haben, was die Länge der Poster betrifft, wurde unser Poster nummero zwo schmäler, als bei der alten Auflage. *Eigentlich wurde es länger, aber da wir eine Maximallänge haben, mußten wir es passend skalieren*. Nachdem aber die Größe bisher immer ein Problem war, kommt Ihnen die neue Abmessung hoffentlich entgegen.

ARDEA Verlag Infektionskrankheiten 1

Stand: August 95

KRANKHEIT	ERREGER	ANSTECKUNGSMODUS	INKUBATIONSZEIT	KLINIK	KOMPLIKATIONEN	MELDEPFLICHTIG BEI
Botulismus	Clostridium botulinum grampositives Stäbchen obligat anaerob	Lebensmittel Konserven, Fleischzubereitungen	4 - 48 Stunden	**Intoxikation** Toxin kann durch 15minütiges Kochen inaktiviert werden Verlauf: absteigende symmetrische schlaffe Lähmungen Doppelbilder, Sprach- und Schluckstörungen, Mundtrockenheit kein Fieber	Atemstillstand hohe Letalität	VET
Cholera	Vibrio cholerae gramnegatives Stäbchen	Wasser, Lebensmittel	1 - 6 Tage	**Intoxikation** schmerzlose Diarrhoe und schmerzloses Erbrechen **"reiswasserähnlich"**	Dehydratation Schock Dauerausscheider	VET
Enteritis infectiosa	Staphylokokken Salmonella enteritidis Salmonella typhimurium E. coli Campylobacter Clostridien Yersinien Viren	Lebensmittel	einige Stunden	Brechdurchfall meist mit Fieber	Dehydratation	VET
Fleckfieber	Rickettsia prowazekii gramnegatives Stäbchen	Kleiderläuse	10 - 15 Tage	hohes Fieber mit hämorrhagischem Ausschlag	Rezidive noch Jahrzehnte später	VET
Lepra	Mykobakterium leprae grampositives Stäbchen Ziehl-Neelsen-positiv (säurefest)	Tröpfcheninfektion direkter Kontakt Muttermilch	Monate bis Jahre	Kennzeichen: tastbare Nervenstränge ● tuberkuloide Lepra: anästhetische Hautläsionen ● lepromatöse Lepra: Facies leontina (Löwengesicht), Sattelnase, Ulcera mit Sekundärinfektionen ● borderline Lepra: Zwischenform zwischen der tuberkuloide und lepromatösen Lepra	Sekundärinfektionen	VET
Milzbrand	Bacillus anthracis grampositives Stäbchen	Zoonose	2 - 3 Tage	● Hautmilzbrand: schwarzer großer Pickel, relativ schmerzlos ● Lungenmilzbrand ● Darmmilzbrand	Lungenmilzbrand kann letal enden	VET
Ornithose	Chlamydia psittaci gramnegatives Stäbchen	Vogelkot	7 - 14 Tage	Fieber, Allgemeinsymptome **Pneumonie**	Sepsis Myokarditis	VET
Paratyphus A, B, C	Salmonella paratyphi A, B, C gramnegatives Stäbchen Verbreitung: B: weltweit A, C: Mittelmeerraum, Afrika, Südamerika, Südostasien	Wasser, direkter Kontakt	7 - 21 Tage	Verlauf wie Typhus nur kürzer und weniger Komplikationen, Roseolen deutlicher sichtbar		VET
Pest	Yersinia pestis gramnegatives Stäbchen	Rattenflöhe nässende Bubonen, Tröpfcheninfektion	2 - 5 Tage	● Beulen- (Bubonen-)pest: Fieber, diverse Haut- und Organblutungen sehr schmerzhaft vergrößerte Lymphknoten ● Pestsepsis ● Lungenpest ● Pestkarbunkel ● Pestis minor	Pestsepsis und Lungenpest tödlich	VET
Pocken	Poxvirus = Variolavirus	Tröpfcheninfektion, Bläschen	10 - 12 Tage	hohes Fieber, Ausschlag **(alle Bläschen im gleichen Reifestadium)**	Narben, Einblutungen, Erblindung	VET Pocken gelten als ausgerottet
Poliomyelitis	Poliovirus ECHO-Virus Coxsackie-Virus	Tröpfcheninfektion Wasser, Lebensmittel	16 Tage	● 1. Stadium: Fieber, Halsweh, Durchfall ● 2. Stadium: Fieber, Kopfweh, Nackensteife ● 3. Stadium: schlaffe asymmetrische Paresen	Encephalitis	VET
Rückfallfieber	Borrelia recurrentis gramnegatives Stäbchen	1. Kleiderläuse 2. Zecken	5 - 8 Tage	rezidivierendes hohes Fieber mit Leberbeteiligung und Hautblutungen **undulierendes Fieber** 1. epidemisches Rückfallfieber (Läuse) 2. endemisches Rückfallfieber (Zecken)	Myokarditis Leberkoma	VET
M. Lyme	Borrelia burgdorferi gramnegatives Stäbchen	Zecken	3 - 23 Tage	● Erythema migrans, Fieber ● menigitische Zeichen, Hirnnervenschäden, Fieber ● Arthralgien	Gelenkbeschwerden können jahrelang anhalten	Meningitis: ET
Shigellenruhr	Shigella gramnegatives Stäbchen	Lebensmittel, direkter Kontakt, Fliegen	1 - 7 Tage	blutig-schleimige Durchfälle mit Tenesmen	Arthritis, Neuritis Dauerausscheider	VET
Tollwut	Rabiesvirus = Lyssavirus	Tierbisse	21 - 70 Tage	Juckreiz und Schmerz in einer bereits heilenden Bißwunde, Fieber, Kopfweh, Angst, meningitische Zeichen **Hydrophobie**	endet fast immer letal	VET
Tularämie (Hasenpest)	Francisella tularensis gramnegatives Stäbchen	Zoonose Fliegen, Zecken, Moskitos Wasser, Staub	2 - 8 Tage	hohes Fieber Papel an der Eintrittsstelle	tödlicher Verlauf möglich	VET
Typhus	Salmonella typhi gramnegatives Stäbchen	Lebensmittel, direkter Kontakt, Fliegen	7 - 21 Tage	1. Woche: treppenförmiger Fieberanstieg, Obstipation Erreger im Blut nachweisbar 2. bis 3. Woche: **erbsbreiförmiger Stuhl,** Roseolen, Kontinua-Fieber Leukopenie, Eosinopenie, Anämie; Bradykardie Erreger im Blut, Stuhl, Urin nachweisbar 4. Woche: Fieberabfall	Myokarditis, Delir Darmblutungen, Peritonitis, Koma Spätkomplikationen: Knochen- und Muskelabszesse, Arthritis, Cholezystitis Dauerausscheider	VET
Virusbedingtes hämorrhagisches Fieber	Marburgvirus Ebolavirus Lassavirus	Zoonose direkter Kontakt Laborinfektionen		Lassafieber bolivianisches hämorrhagisches Fieber argentinisches hämorrhagisches Fieber		VET

LEGENDE LEGENDE LEGENDE LEGENDE LEGENDE LEGENDE LEGENDE LEGENDE LEGENDE LEGENDE

GRAMNEGATIVE STÄBCHEN	VIREN	FLIEGEN	LABORUNFÄLLE	ZOONOSE HUND	VERGIFTUNG, INTOXIKATION	CEREBRALE BETEILIGUNG	BEHANDLUNGSVERBOT
		DIREKTE ÜBERTRAGUNG	WELTWEIT	ZOONOSE HASEN			
GRAMPOSITIVE STÄBCHEN	RATTENFLÖHE	TRÖPFCHENINFEKTION	DURCHFALL	ZOONOSE MÄUSE		HERZ/KREISLAUF	
	ZECKENBISSE	INFEKTION DURCH WASSER	LETAL	ZOONOSE VÖGEL			
GRAMNEGATIVE KOKKEN	MOSKITOS	NAHRUNGSMITTEL	FIEBER	ZOONOSE RIND	NIERE	ATEMSYSTEM	LEBER
	KLEIDERLÄUSE	KONSERVEN					

Auf der nächsten Seite haben wir unsere Aufbaukurse für 96 aufgeführt. Sollten Sie an einem dieser Kurse interessiert sein, so melden Sie sich bitte unter 0911-77 67 91 für weitere Informationen. Diese ***Aufbaukurse*** *sind als praktische Ergänzung zu den jeweiligen theoretischen Unterichten gedacht.*

Nach Besuch eines Kurses aus dieser Kategorie sollten Sie das jeweilige Verfahren soweit beherrschen, daß Sie sofort mit Patienten arbeiten können.

Alle unsere Dozenten haben mindestens eine 2jährige Praxiszeit hinter sich. Bei fachlichen Rückfragen können Sie sich gerne auch an die Dozenten selbst wenden.

Da unsere Aufbaukurse ein erhebliches Mehr an organisatorischem Aufwand bedeuten, können wir unser „Kino-Prinzip" (*d. h. Zahlen bei Besuch der Veranstaltung*) hier leider nicht mehr verwirklichen.
Wir bitten daher um Ihr Verständnis, daß die Kurse im Vorneherein zu bezahlen sind (*Anmeldung mit beigefügtem Verrechnungsscheck, der zu Beginn des Kurses eingelöst wird*).**Schüler der Ardea-Schule können von den angegebenen Preisen jeweils 10 % abziehen** (*Ausnahme: Kinesiologie-Kurse, Reiki-Kurse und Radiästhesie*).

AUFBAUKURSE ....

Was Jetzt folgt, ist eine Auflistung unserer Stammbuchhandlungen.

Wenn Sie mich jetzt fragen, was eine Stammbuchhandlung ist, so ist das schnell beantwortet.

Eine **STAMMBUCHHANDLUNG** ist eine Buchhandlung, die Ihrer Literatur gegenüber aufgeschlossen ist, d. h. entweder eine medizinische Fachbuchhandlung (*Univesitätsbuchhandlung o. ä.*), oder eine Buchhandlung, die oft genug von Ihnen oder Ihren Kolleginnen und Kollegen frequentiert wird, so daß dieser Buchhändler eine Ecke für Sie eingerichtet hat, in der unsere Bücher vollständig vertreten sind.
Wir möchten halt nicht, daß Sie die Katze im Sack kaufen müssen, oder aber, was wir noch schlimmer finden, daß Sie das Buch erst bestellen müssen und dann nochmal rein in die Buchhandlung, um das Buch abzuholen. Das macht niemand Spaß und so viel Zeit haben Sie wohl auch nicht übrig für vergebliche Wege.
Für eben diese Fälle haben wir unsere Stammbuchhandlungen, bzw. unseren Direktvertrieb (*mit **24 Stunden Versandservice!**, der auch gerne für Sie Bücher reserviert, oder Sie auch mal in speziellen Fragen berät. Frau Brockmann hat die Ausbildung zum Hp selbst schon hinter sich und kann Ihnen auch mal diesen oder jenen Tip geben*).
Falls Sie eine/n Buchhändler/in kennen, die/der in diese Beschreibung passen könnte, so zeigen Sie ihr/ihm doch einfach mal diese Seiten. Der Anreiz wäre ein besserer Rabatt, die Erwähnung bei unserer Liste der Stammbuchhandlungen, günstige Konditionen für Inserate in den Büchern oder Prospekten (*siehe z. B. nächste Seite*), die Versorgung mit Werbematerial und natürlich der Umstand, daß wir unsere Kunden, die bei uns anrufen auf sie aufmerksam machen.
Sie sehen also, wir bemühen uns darum, den Vertrieb so attraktiv wie möglich zu gestalten, soweit dies in unserem Rahmen machbar ist.
Wir beliefern natürlich auch Ihren speziellen Buchhändler, haben aber hier ca. eine Woche Lieferzeit und, selten aber doch, ab und zu unsere Probleme. Dies mag eine fehlerhafte Bestellung sein, die Zahlungsmodalitäten oder sonstiger Ärger. Daß wir unsere schwarzen Schafe nicht mehr beliefern ist klar, nur wer sagt Ihnen das? - Deshalb verzweifeln Sie nicht, rufen Sie uns an, es läßt sich mit etwas gutem Willen alles regeln und wir haben weiß Gott genügend Möglichkeiten Sie zu beliefern. Seit der Übernahme der Paracelsus-Bookshops durch die Lehmanns-Buchhandlungen gibt es selbst hier unsere Bücher wieder zu kaufen.

p.s. Wenn Sie Titel bestellen, die sich verzögert haben, bekommt Ihr Buchhändler eine Karte mit der entsprechenden Meldung. Dies geht leider ab und zu unter - verständlich bei der Menge an Werbung und Schrott, der sich täglich in der Geschäftspost befindet. Sollten Sie also nichts hören von Ihrer Bestellung, so gilt auch hier „ruf doch mal an“.

Das wäre also auch gesagt. Bleibt nur noch zu sagen toi, toi toi für die Prüfung - und nicht vergessen, ***wir sind immer dankbar für Prüfungsfragen.***

Aachen	Bookshop	Paracelsus-Schule
Augsburg	Buchhandlung	Pustet
Karolinenstraße 12		
Berlin	Buchhandlung	J.F.Lehmanns
Friedrichstr. 128		
Berlin	Buchhandlung	J.F.Lehmanns
Hardenbergstr. 11		
Berlin	Bookshop	Paracelsus-Schule
Bern	Bookshop	Paracelsus-Schule
Bielefeld	Buchhandlung	Phönix
Oberntorwall 23		
Bielefeld	Bookshop	Paracelsus-Schule
Bludenz	Bookshop	Paracelsus-Schule
Bochum-Querenburg	Buchhandlung	Brockmeyer
Universitätsstr. 140		
Bonn	Buchhandlung	Behrendt
Am Hof 5a		
Bonn	Buchhandlung	Bouvier
Am Hof 32		
Bonn	Buchhandlung	James Zowe
Königstraße 89		
Braunschweig	Buchhandlung	Graff
Neue Straße 23		
Braunscheig	Bookshop	Paracelsus-Schule
Bremen	Buchhandlung	J. Leclaire
Alter Dorfweg 16		
Bremen	Bookshop	Paracelsus-Schule
Chemnitz	Bookshop	Paracelsus-Schule
Dortmund	Buchhandlung	Krüger
Westenhellweg 9		
Dortmund	Bookshop	Paracelsus-Schule
Dresden	Bookshop	Paracelsus-Schule
Düsseldorf	Buchhandlung	Stern Verlag Janssen & Co
Friedrichstraße 24-26		
Düsseldorf	Bookshop	Paracelsus-Schule
Duisburg	Buchhandlung	Ananda
Lenzmannstr. 8		

Duisburg	Buchhandlung	Braun'sche
Königstraße 80		
Erfurt	Bookshop	Paracelsus-Schule
Erlangen	Buchhandlung	Mencke & Blaesing
Universitätsstr. 16		
Erlangen	Buchhandlung	Rudolf Merkel
Untere Karlstraße 9 - 11		
Essen	Buchhandlung	Baedeker
Kettwiger Straße 35		
Essen	Buchhandlung	Brockmeyer
Robert-Koch-Straße 12		
Essen	Bookshop	Paracelsus-Schule
Frankfurt	Buchhandlung	Alt
Gartenstraße 134		
Frankfurt	Buchhandlung	Hugendubel
Aug.-Schanz-Str. 33		
Frankfurt	Medizin am Klinikum	Friederike Jung
Gartenstr. 177		
Frankfurt	Buchhandlung	Wötzel
Paul-Ehrlich-Str. 24		
Frankfurt	Bookshop	Paracelsus-Schule
Freiburg	Buchhandlung	Herder
Kaiser Joseph Str. 180		
Freiburg	Buchhandlung	Hans Ferdinand Schulz
Friedrichring 13		
Freiburg	Buchhandlung	J. F. Lehmanns
Friedrichring 25		
Freiburg	Bookshop	Paracelsus-Schule
Füssen	Buchhandlung	Asklepios
Magnusplatz 6		
Gießen	Buchhandlung	J. F. Lehmanns
Frankfurter Straße 42		
Gießen	Bookshop	Paracelsus-Schule
Göttingen	Buchhandlung	Deuerlich
Weender Straße 33		
Graz	Bookshop	Paracelsus-Schule

Halle	Buchhandlung	J. F. Lehmanns
Universitätsring 7		
Hamburg	Buchhandlung	J.F. Lehmanns
Hermannstraße 17		
Hamburg	Buchhandlung	Otto Spatz
Curschmannstr. 24		
Hamburg	Bookshop	Paracelsus-Schule
Hannover	Buchhandlung	J. F. Lehmanns
Konstanty-Gutschow-Str.		
Hannover	Buchhandlung	Schmorl & v. Seefeld
Bahnhofstr. 14		
Hannover	Bookshop	Paracelsus-Schule
Heidelberg	Buchhandlung	Haug
Bergheimer Sr. 102		
Heilbronn	Bookshop	Paracelsus-Schule
Jena	Jenaer	Uni-Buchhandlung Dr. K. Mattäus
Schloßgasse 3/4		
Karlsruhe	Buchhandlung	Buchkaiser
Kaiserstraße 199		
Karlsruhe	Bookshop	Paracelsus-Schule
Kassel	Buchhandlung	Freyschmidt
Obere Königstraße 23		
Kassel	Bookshop	Paracelsus-Schule
Kaufbeuren	Buchhandlung	Edele
Salzmarkt 14		
Kempten	Buchhandlung	Dannheimer
Bahnhofstr. 4		
Kempten	Bookshop	Paracelsus-Schule
Kiel	Buchhandlung	Brunswiker
Brunswiker Str. 23-25		
Koblenz	Bookshop	Paracelsus-Schule
Köln	Buchhandlung	Bouvier
Edsel-Ford-str. 26		
Köln	Buchhandlung	Gonski
Neumarkt 18a		
Köln	Bookshop	Paracelsus-Schule
Konstanz	Bookshop	Paracelsus-Schule

Leipzig Talstr. 30	Buchhandlung	J. F. Lehmanns
Leipzig	Bookshop	Paracelsus-Schule
Lindau	Bookshop	Paracelsus-Schule
Löhne Rudolfstr. 2	Versandbuchhandlung	Er - Leben
Magdeburg	Bookshop	Paracelsus-Schule
Mainz Binger Str. 18	Buchhandlung	J. F. Lehmanns
Mainz An der Universität	Buchhandlung	Johann Gutenberg
Mainz	Bookshop	Paracelsus-Schule
Mannheim T 1	Buchhandlung	Prinz
Mannheim	Bookshop	Paracelsus-Schule
Memmingen Kempter Str. 4	Buchhandlung	Kräuterkiste
Möönchengladbach	Bookshop	Paracelsus-Schule
München Marienplatz	Buchhandlung	Hugendubel
München am Stachus	Buchhandlung	Hugendubel
München Pettenkofer Str. 18	Buchhandlung	J.F. Lehmanns
München Lindwurmstr. 21	Buchhandlung	Müller & Steinicke
München Schillerstr. 51	Buchhandlung	Otto Spatz
München	Bookshop	Paracelsus-Schule
Münster Hüffer Str. 69	Buchhandlung	J.F. Lehmanns
Münster Salzstr. 56	Buchhandlung	Pörtgen
Münster Alter Steinweg 1	Buchhandlung	Regensberg
Münster	Bookshop	Paracelsus-Schule

Nürnberg	Buchhandlung	Büttner
Adlerstraße 10 - 12		
Nürnberg	Buchhandlung	Hugendubel
Ludwigsplatz 1		
Nürnberg	Bookshop	Paracelsus-Schule
Osnabrück	Buchhandlung	Wenner
Große Str. 69		
Osnabrück	Bookshop	Paracelsus-Schule
Passau	Buchhandlung	Pustet
Kleiner Exerzierplatz 4		
Passau	Bookshop	Paracelsus-Schule
Ravensburg	Buchhandlung	Schmitt
Schulgasse 6		
Regensburg	Buchhandlung	Hugendubel
Wahlenstr. 17		
Regensburg	Buchhandlung	Pustet
Gesandtenstraße 6-8		
Regensburg	Buchhandlung	Universum
Obere Bachgasse 21		
Regensburg	Bookshop	Paracelsus-Schule
Rosenheim	Bookshop	Paracelsus-Schule
Rostock	Bookshop	Paracelsus-Schule
Saarbrücken	Bookshop	Paracelsus-Schule
Siegen	Bookshop	Paracelsus-Schule
Straubing	Buchhandlung	Pustet
Theresienplatz 41		
Stuttgart	Buchhandlung	Wittwer
Königstraße 30		
Stuttgart	Bookshop	Paracelsus-Schule
Trier	Bookshop	Paracelsus-Schule
Tübingen	Bookshop	Paracelsus-Schule
Überlingen	Buchhandlung	Plassmann
Turmgasse 8		
Ulm	Buchhandlung	J.F. Lehmanns
Wengengasse 27		
Ulm	Bookshop	Paracelsus-Schule
VS-Villingen	Bookshop	Paracelsus-Schule

Wien	Bookshop	Paracelsus-Schule
Wiesbaden	Fachbuchhandlung	Bräuer
Friedrichstr. 39		
Würzburg	Buchhandlung	Hugendubel
Schmalzmarkt 12		
Würzburg	Bookshop	Paracelsus-Schule
Zürich	Bookshop	Paracelsus-Schule

Was die Adressen der Lehmanns-Bookshops in den Paracelsus-Schulen angeht, so sind wir noch nicht überall bereits vertreten - wenn Sie aber Ihren zuständigen Buchhändler bitten, wird er Ihnen die Bücher sicher gerne bestellen...

Wir planen ab

Frühjahr 97

eine deutliche

Erweiterung der Praxistätigkeit

(*Tagesklinik-Prinzip*)

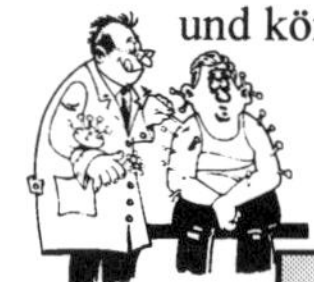

und können daher **Praktikantenplätze** anbieten!!

Wir bieten an:

1. PRAKTIKANTENSTELLEN

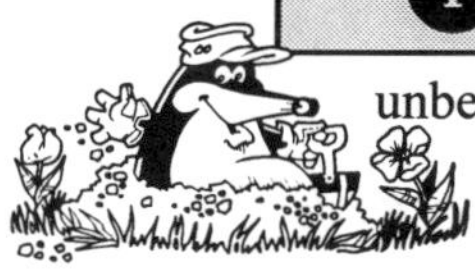

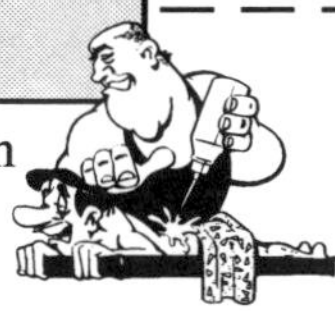

unbezahlt - hauptsächlich Handlangerdienste und kiebitzen

Mindestdauer 6 Wochen

danach besteht die Möglichkeit, in ein MITARBEITERVERHÄLTNIS aufgenommen zu werden!!

2. Freiberufliche Mitarbeiter

(*Bezahlung nach Tätigkeit/Aufträge*)

Die Arbeit ist **weisungsgebunden**!

Der Verantwortungsbereich Stufe I ist geringer als der von Stufe II.

Die freiberuflichen Mitarbeiter rekrutieren sich aus den Praktikanten.

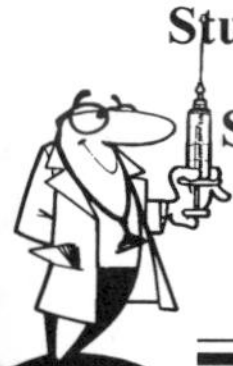

Stufe I: *nach Vorgaben* Spritzen, Wickeln, Schröpfen, Entspannungsübungen

Stufe II: mehr Eigeninitiative und Verantwortung (*und mehr Bezahlung*)

Bewerbungen bitte an die Schule!